著・杉山淳比古

脳神経内科はじめました

問診力 × 神経診察 × 画像診断 で

95%以上診断できる!!

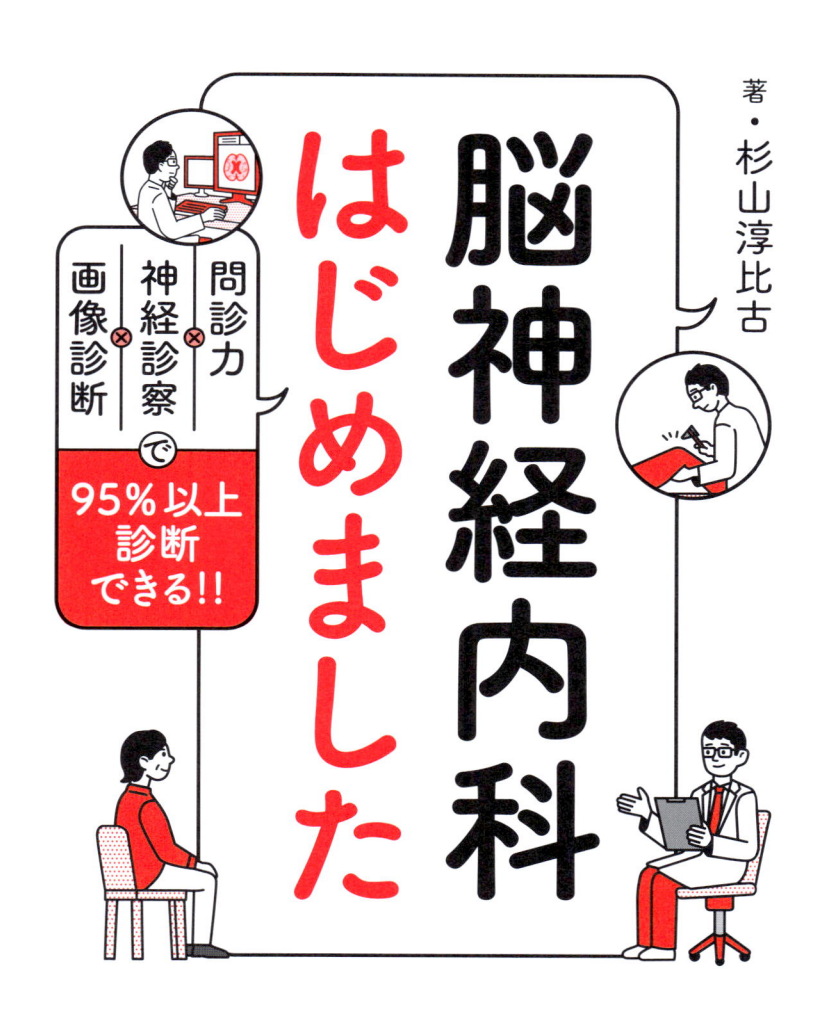

南江堂

序　文

　本書を手にとっていただいた方のなかには，脳神経内科の大御所でもない，名も知らぬ中堅医師が，いけしゃあしゃあと本なんて書きやがってと思っている方もいるかと思います．あるいは放射線科の先生のなかには，放射線科として十分な専門的修練も受けていないのに画像について書くなんて，と眉をひそめている方がいらっしゃるかもしれません．もし，そうした方がいたとしても，自分としてはまったく驚かないし，反論もとくにありません．人間的に未熟で，傲慢なところもあるという自覚はもっていますが，さすがに南江堂の方からお話をいただいた際に，自分が本を書くのにふさわしいのだろうかと自問自答はしました．2023 WORLD BASEBALL CLASSIC™（WBC）で侍ジャパンを優勝に導いた栗山英樹監督も，すでに北海道日本ハムファイターズをリーグ制覇，日本一に導いていたにも関わらず，その著書『栗山ノート』のなかで，「野球人としても，ひとりの人間としても，何１つ成し遂げていない自分が，本を書いていいものか，という疑問は付きまといます」と書かれています．いわんや自分のようなものが書いてよいのだろうかと，とても迷いました．それでも本を書いてみようと思ったのは，小さい頃から本が好きだったし，本屋さんが好きだったからです．せっかちで，何か約束があると時間より早くついてしまうことが常ですが，近くの本屋さんで時間をつぶすのも好きでした．自分の本が出版されて本屋に並ぶことを想像すると，どうしてもやってみたいという気持ちを抑えることができませんでした．

　それ以外にも，中堅といってよい年齢になって，若い先生に"伝授"というと大げさだけど何か伝えたいという気持ちは，多少なりとも出てきました．その一方で，１対１で話して伝えるのはなかなか難しいところがあり，「相手が自分の話を聞きたいだろうか」，「迷惑に思われているのでは」と思うと，途端におっくうになってしまうところもあります．その点，本に書いてしまえば，相手は自分が読みたいときに，好きなように読むことができるし，自分も気が楽です．とはいえ，書いた内容の正確性や，誤解を招いたりしないかということについては大きな責任を伴うのだと思います．

　作家の村上春樹さんは『職業としての小説家』のなかで長編小説を書くことに関連して，「自分の書いた作品が優れているかどうか，もし優れているとし

たらどの程度優れているのか，そんなことは僕にはわかりません．というか，そういうものごとは本人の口からあれこれ語るべきことではない．作品について判断を下すのは言うまでもなく読者一人ひとりです．そしてその時点で言えるのは，僕はそれらの作品を書くにあたって惜しみなく時間をかけたし，カーヴァーの言葉を借りれば，『力の及ぶ限りにおいて最良のもの』を書くべく努力したということくらいです」と書いています．締め切りを延長してもらうくらいには時間をかけたし（申し訳ありません），自分なりには「力の及ぶ限りにおいて最良のもの」が書けるように努力はしました．現時点での力量不足のため，不十分な点もあるかと思いますが，本書が，病歴聴取や神経診察，あるいは画像診断を生かして神経疾患の診断に役立てたいと考える読者の方々にほんの少しでも役に立てば幸いです．

2025 年 2 月

杉山淳比古

目　次

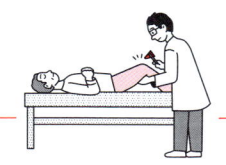

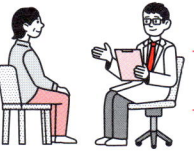

1

はじめに

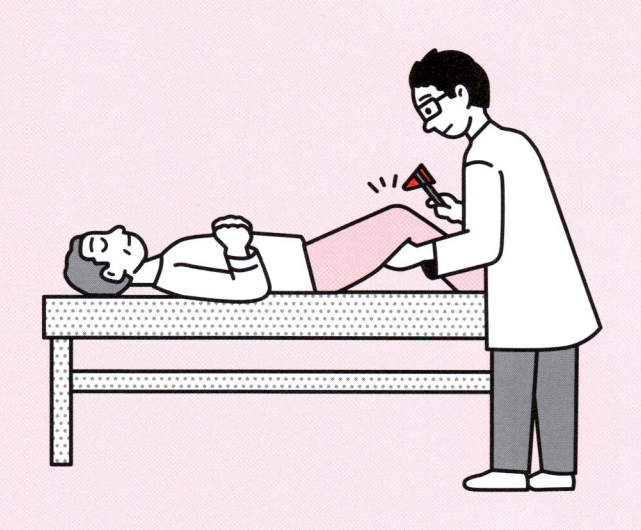

はじめに

> ・病歴聴取と神経診察による古典的診断推論は，ハンマー（打腱器）1本で，誰でもどこでもできて，不器用でもコツコツ腕を磨くことができる！！
> ・「古典的診断推論＋画像検査をうまく役立たせる」ことで95％以上診断できる！？

　まず申し上げたいことは，「95％以上診断できる！？」の95％という数字に明確なエビデンスはないということです（ごめんなさい）．とはいえ，まったくでたらめな数字というわけでもありません．適切な病歴聴取と神経診察から**病因診断（疾患カテゴリーの推測）**と**部位診断（障害されている部位や系統の推定）**を行い，これらを組み合わせることで臨床診断に至るという脳神経内科の古典的診断推論を上手に用いれば，90％以上は診断できると（少なくとも自分は）教えられてきました．画像検査をうまく診断に役立たせることができれば，きっと「90％」という数字にさらに上積みできるだろう，そう思って「95％以上」という数字を選びました．

　脳神経内科の診療において，診断がつかない＝敗北，というわけでは決してないと思っています．診断がつかなくても，脳神経内科医ができることはたくさんあります．とはいえ，診断が確定することで得られるメリットも多々あり，診断がつくにこしたことはありません．根本的な治療法がない病気だったとしても，患者さんやご家族からは，「診断がついただけでも安心しました，一歩進めた感じがします」とお話をいただくことは，よく経験します．診断がはっきりすると，将来の見通しが立てやすくなり，福祉サービスや社会制度も利用しやすくなるかもしれません．

　脳神経内科の診断は難しいと思われるかもしれませんが，だからこそ，適切な診断推論から，うまく診断に至れた場合，嬉しい気持ちや充実感が得られます．とくに診断が難しい症例や，希少な疾患の場合には，そういった気持ち・感覚は強くなるかもしれません．こうした診断に至った喜びや充実感を，単な

る自己満足にせず，患者さんの診療に直接生かせるということは，脳神経内科医になって良かったと思うポイントの1つかもしれません．いずれにしろ，なるべく早く，正確に診断したい，診断率を100%に近づけたいと思っていますし，それを患者さんの診療に役立てたいと思っています．

病歴聴取と神経診察から，病因診断（疾患カテゴリーの推測）と部位診断を行い，これらを組み合わせて臨床診断に至るという診断推論法は，古典的ですが，非常に合理的で，現代においても有用な方法と考えます．柴崎浩先生もこの診断推論法について，神経診断学に関する自著の最初のページにおいて，「（前略）むだなく正しい診断に到達するために極めて有効な方法の1つである．（中略）米国，英国および国内の他施設における経験を通して，非常に合理的な方法であると信じている」と述べられています[1]．

自分の所属施設では，外来カンファレンスと呼ばれる，外来で診断や治療に困った症例について全員で相談するカンファレンスが定期的に行われています．「診断に困っている」として提示される症例の多くは，病因診断や部位診断が行われていない，あるいは何らかの理由でうまくできない症例のように思われます．その昔に海を渡る船乗りたちが北極星を方角の目印としたように，神経疾患の診断において，とくに診断が難しい症例ほど，この古典的診断推論法に基づいて考えることが，診断に至る道を大きく誤らない方法と考えます．**この診断推論法の素敵なところは，基本的にハンマー（打腱器）1本あれば，誰でもどこでもできるというところ**です．不器用でも，特殊な機械がなくても，自分でコツコツ腕を磨くことができます．神経診察の手技は，先人達が工夫をこらし，それが引き継がれたものから，新たに考案されて論文として報告されるものまで多種多様で，奥が深い領域です．

次章から，まずはこの古典的診断推論法について，お話をしていきます．脳神経内科の領域は奥が深い分，何だか入りづらい感じがあるかもしれません．「部位診断」には神経解剖の知識が必要になるので，とっつきにくいイメージがあるかもしれません．でも，最初から知識が

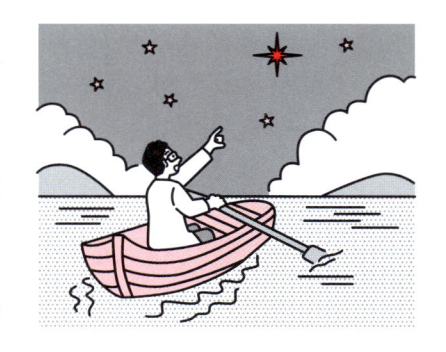

豊富でなくても問題ありません．**最低限の神経解剖だけ押さえておいて，古典的診断推論法の基本的な考え方が理解できれば十分**と思います．あとは，症例を経験するたびに，少しずつ勉強を深めていけばいいのです．学べば学ぶほど面白くなっていくので，学べば学ぶほど勉強は進みやすくなります（多分）．

　というわけで，本書では神経解剖については，基本的な部分のみ記載する形にしました．その後に，＋αとして画像をうまく診断に役立てる方法について，主訴から実際に診断に至る流れを例示しながら解説していきます．画像には，病歴聴取や神経診察では得られない，診断に役立つ重要な役割があると思います．自分が放射線科医として神経画像の読影に携わった期間はわずか1年にすぎません．ただ，脳神経内科医としての視点だけでなく，放射線科医としての視点で神経疾患の診療に関わった経験を生かして，少しでも読者の方々に役立つ話ができたらと思っています．本当のことを言えば，＋αの部分は画像でなくても，たとえば人によっては神経伝導検査や筋電図といった電気生理検査でもよいのだと思います．問診力や神経診察の腕を磨くと，古典的な診断推論法に基づいて，よく診断できるようになるでしょう．さらに＋αの部分を磨いていけば，もっとよく診断できるようになると自分は信じています．

　タイトルの『脳神経内科はじめました』は，本書が脳神経内科医になって間もない先生方や，神経疾患の診断についてこれから勉強してみようという医学生，総合診療医，放射線科医の先生方にも役立つものになればということでつけました．一方で，脳神経内科の領域は奥が深く，ある程度経験を経た今でも「まだこんなに知らないことがあるんだ」「もっと知りたい」と脳神経内科を始めた頃のような新鮮な心持ちになることがしばしばあります．そうした心持ちで，好奇心をもって，謙虚に学んでいきたいという意味も込めています．

文献

1) 柴崎　浩：神経診断学を学ぶ人のために，第2版，1頁，医学書院，2013

2

まずは
「古典的な診断推論法」から

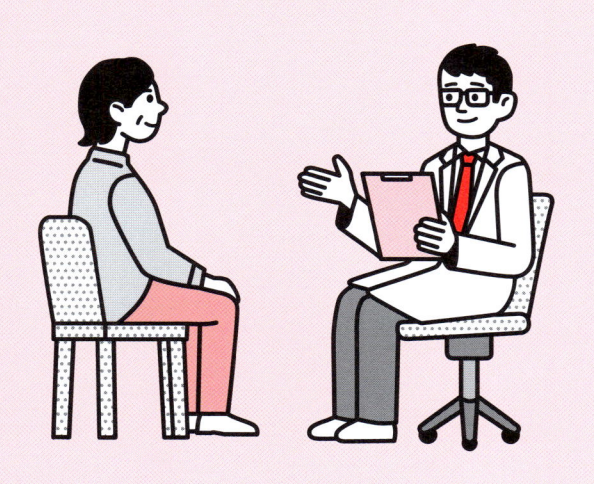

病歴聴取の 基本的な流れ・内容

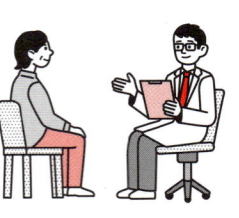

- ・病歴聴取の基本的な流れ・内容を確認してみましょう
- ・まずは自分なりの病歴聴取の型を作り，慣れてきたら症例によって何を どこまで聴取するか重みづけの工夫を！

　表1に病歴聴取で確認していく内容を，順に並べています．必ずしもこの順番でなくてはならないということはないとは思いますが，ひとまずの型として提示します．

表1　病歴聴取の基本的な流れ，内容

確認する内容	情報源
年齢，性別	カルテ
主訴	問診票・紹介状・病歴聴取
現病歴	病歴聴取
既往歴/併存症	問診票・紹介状・病歴聴取
薬歴〔内服薬，貼付剤，注射薬〕	問診票・お薬手帳
家族歴	病歴聴取
生活社会歴	
嗜好（アルコール，タバコ）	問診票・病歴聴取
アレルギー（食事，薬剤）	問診票・病歴聴取
同居の家族の有無/構成	病歴聴取
職歴	病歴聴取
最終学歴	病歴聴取

年齢・性別

　各疾患には好発年齢，有病率の性差があるため，年齢・性別を確認することは重要です．遺伝性疾患では，たとえばX連鎖潜性遺伝形式の場合，基本的に女性は発症しないというようなこともあります*．

主訴

　主訴は，問診票の記載や紹介状をもとに把握します．**紹介元の医師が気になっている主訴と，患者さんが気になっている主訴，あるいは患者さんの家族や付き添いの方が心配している主訴がそれぞれ異なることがある**ので，注意が必要です．

　具体的な例をあげると，歩行異常について背景に神経疾患があるのではと紹介になったものの，患者さん自身は足の痛みを何とかしてほしいと思っている場合です．このような場合には，背景の神経疾患を診断することが痛みの改善に役立つので，まずは診断のための診察や検査を進めていくのか，痛みにより日常生活に支障が出ているので，診断と並行して痛みに対する対症療法を進めていくのか，あるいは痛みは整形外科的な原因によるものだから整形外科に紹介するのか，など方針を考え，患者さんの同意を得ていく必要があります．

現病歴

　現病歴については，主訴をもとに**「○○について，いつからどのようにあるのかなど少し詳しく教えていただいてよいでしょうか？」**などと open question の形で話をうかがい，さらに closed question を加えて話を深めていきます．このなかで発症からこれまでの症状経過を把握し，病因診断（疾患カテゴリーの推測）を行うとともに，部位診断を行っていく必要があります．この点については後で詳しく解説していきます．

家族歴や社会歴

　家族歴や生活社会歴について，どの程度詳しく聴取するかは，この時点で想定される疾患によって調整していきます．詳しく聞けば聞くほど情報は増えますが，実際の臨床現場では時間的制約もあるからです．慣れないうちは，必ずここまでは聞くという型をまず決めておくのがよいと思います．

　たとえばアルコールについて聴取する場合，現在の飲酒量は全例にうかがいますが，アルコール性の小脳変性症などアルコール性の神経障害が鑑別にあがってくるような場合には，若い頃はどの程度飲酒していたのか，自宅で飲む

＊：X 連鎖潜性遺伝形式の疾患では，男性は X 染色体を 1 本しかもたないため，X 染色体上にある遺伝子にその疾患の原因となる変化がみられると発症する．女性の場合，X 染色体を 2 本もつため，原因となる遺伝子の変化が片方の X 染色体上にある遺伝子にみられても，もう一方の X 染色体上にある遺伝子に変化がなければ，こちらでカバーされるために発症してこない．

場合と飲み会で飲む場合はそれぞれどの程度飲酒するのかなど詳しく確認していきます.

　食事に関しては全例では聴取していませんが，ビタミン欠乏性の神経障害が疑われるような場合などでは，偏食でないか，現在具体的にどのような食事を摂っているのか詳しくうかがっていきます. 受診時に神経症状で日常生活にかなり制限があると思われる場合，同居の家族の有無やその構成は，家族の介護力を推測するうえで重要となってきます. すでに介護サービスなどが導入されているかどうかを含めて確認し，診断と並行して介護保険を利用した介護サービスの導入などを進める必要があるか検討していきます. 病歴聴取の最中でも診断推論を行い，**鑑別となる疾患によって，何をどこまで聴取するか重みづけできるようになると，患者さんの診断や診療に病歴聴取をより役立てられるようになります.**

　病歴聴取の一般的な流れや内容を記載してきました. 病歴聴取を終えたら，次は神経診察という順番になりますが，神経診察の最中や後でも病歴聴取を追加していくことで，最終的な病歴聴取は完成し，診断に役立っていきます. この点については，また項を改めて解説していきます.

B ： 病歴聴取の重要性

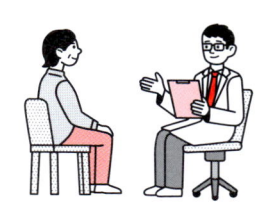

- ・病歴聴取で「症状の経過を把握する」ことで病因診断（疾患カテゴリーの推測）ができる！
- ・病歴聴取で部位診断も行うことができる！

　脳神経内科の古典的な診断推論法では，病歴聴取と神経診察から，病因診断（疾患カテゴリーの推測）と部位診断を行います．「病歴聴取と神経診察で，どちらがより重要ですか？」と問われれば，自分は病歴聴取のほうが重要と答えると思います（もちろんどちらも重要なのですが）．その理由としては，**病因診断（疾患カテゴリーの推測）は基本的に病歴聴取により，「症状の経過を把握する」ことで行われる**からです．また，病歴聴取が正しく，十全に行われた場合には，**部位診断も病歴聴取のみから可能**と思います．

　「診断の神様」とも呼ばれる総合内科医のローレンス・ティアニー先生も，診断を正しく行うための3つの重要な要素として「病歴」「病歴」「病歴」とあげて病歴聴取の重要性を強調されています[1]．岩田誠先生も，雑誌の若手脳神経内科医へのメッセージという特集のなかで，「私がかつて学んだ Salpêtrière 病院では，神経疾患の診断の90％は問診で決まると教わりました」と述べておられます[2]．さらに言えば，椿忠雄先生も，問診について記載した十ヵ条のなかで「神経病ほど問診が重要な疾患はないと思う．誇張ではなく，診断の八割くらいはこれで大よその見当がつく」と述べておられます[3]．過去の論文をみても，内科外来において新患80名のうち66名（82％）で，病歴聴取のみで診断に十分な情報が得られたとする報告[4]や，新規の症状や未診断の症状をもつ80名のうち61名（76％）で，病歴聴取のみで診断に至ったとする報告[5]があります．

　つらつらと病歴聴取の重要性についてお話ししました．次項では，病歴聴取で得られた「症状の経過」から，どのように病因診断 (疾患カテゴリーの推測) をするかについてお話しします．

文献

1) ローレンス・ティアニーほか：ティアニー先生の診断入門，第2版，5-6頁，医学書院，201[

2) 岩田　誠：臨床神経学への憧れ．脳神経内科 **97** (6)：681-684，2022

3) 椿　忠雄：神経学とともにあゆんだ道，第一集，椿壽子，16-18頁，医学書院，1988

4) Hampton JR，et al：Relative contributions of history-taking, physical examination, and laboratory investigation to diagnosis and management of medical outpatients．Br Med J **2** (5969)：486-489，1975

5) Peterson MC，et al：Contributions of the history, physical examination, and laboratory investigation in making medical diagnoses．West J Med **156** (2)：163-165，1992

： 病歴からの病因診断
（疾患カテゴリーの
推測）

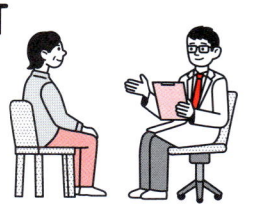

C-1： 疾患カテゴリーの分類

・「症状の経過」から疾患カテゴリーを推測する

突然発症：秒単位〜1，2日で症状のピーク/受診

　突発完成型⇒血管性，外傷

　発作性・反復性⇒血管性，アレルギー，てんかん，機能性神経障害

急性：1，2日〜2，3週間で症状のピーク/受診

　⇒感染性（細菌性，ウイルス性），自己免疫・炎症性，内分泌・代謝，
　　中毒，精神疾患

亜急性：2，3週間〜数ヵ月で症状のピーク/受診

　⇒感染性（真菌性，結核性），自己免疫・炎症性，新生物（悪性腫瘍），
　　内分泌・代謝，中毒，精神疾患

慢性：数ヵ月以降で受診

　⇒新生物（良性腫瘍），変性疾患

・発症から受診までの時間のみではなく，重症度を考慮することで病態の
　本質的な進行スピードを把握する

　病歴聴取で得られた「症状の経過」から，どのように病因診断（疾患カテゴリーの推測）を行うかについて話していきます．

疾患カテゴリーの分類法

　まず，診断を考えるうえでの疾患カテゴリーの分類法については，様々なものがあります．ここでは，病態を網羅した有名な語呂合わせである **VINDICATE＋P** を少し修正したものを用います（**表1**）．ほかにもローレンス・ティアニー先生が用いられている 11 のカテゴリー[1] など，様々な分類法があると思います

表1　疾患カテゴリーの分類（VINDICATE＋P＋F）

Vascular（血管性）
Infection（感染）
Neoplasm（新生物）
Degenerative（変性）
Intoxication（中毒）
Congenital（先天性）
Allergy/Autoimmune（アレルギー，自己免疫）
Trauma（外傷）
Endocrine・Metabolic/Electrolytes/Epilepsy（内分泌・代謝/電解質/てんかん）
Psychiatric（精神疾患）
Functional（機能性）

ので，自分が使いやすいものを，あるいは既存のものを自分で修正して利用するのがよいと思います．今回，「F」として Functional（機能性）を追加したのは，統合失調症やうつ病に代表されるような精神疾患と，機能性神経障害（functional neurological disorders）とは診断後の診療・管理が異なることに加え，「症状の経過」から疾患カテゴリーを推測するうえでも分けたほうがよいと考えたためです．

症状の経過と疾患カテゴリーの対応

　次に，病歴聴取で得られた様々なタイプの「症状の経過」と，疾患カテゴリーがどのように対応するかを見ていきます（図1）．**「症状の経過」を突然発症，急性，亜急性，慢性に分類しています．分類の基準となるのは，発症から症状のピークあるいは受診時までの時間です．**

　「突然発症」は秒単位～1，2日とここでは定義しています（図1a）．「突然発症」のなかで，症状がピークとなった後，少なくとも一定期間持続するものを**突発完成型**としています．このようなタイプでは，いわゆる脳血管障害を含む Vascular（血管性）や Trauma（外傷）が疾患カテゴリーとして推測されます．また**表1**のカテゴリー分類には含まれていませんが，医原性の病態もこのタイプの症状経過をとります．外傷であれば発症の起点に外傷歴が，医原性であれば医療行為が病歴で通常聴取できます．症状がピークとなった後，自然経過で改善するタイプは**発作性・反復性**としています．このようなタイプでは，Vascular（血管性），Allergy（アレルギー），Epilepsy（てんかん），Functional

図1　経過からの疾患カテゴリー推測

a. 突然発症（秒単位〜1, 2日でピーク）

突発完成型

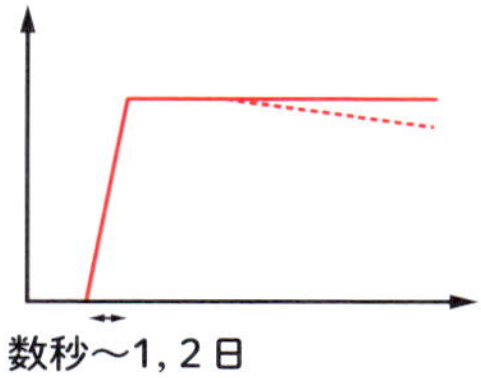

推測される疾患カテゴリー

- ✓ Vascular（血管性）
- ✓ Trauma（外傷）

数秒〜1, 2日

発作性・反復性

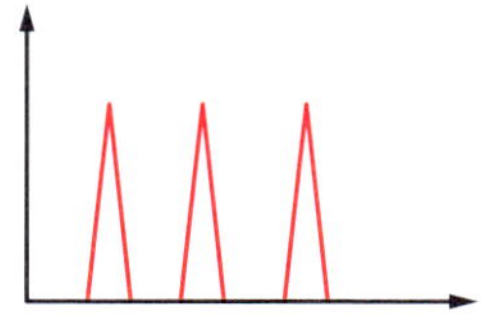

推測される疾患カテゴリー

- ✓ Vascular（血管性）
- ✓ Allergy（アレルギー）
- ✓ Epilepsy（てんかん）
- ✓ Functional（機能性神経障害）

b. 急性（1, 2日〜2, 3週間でピークあるいは受診）

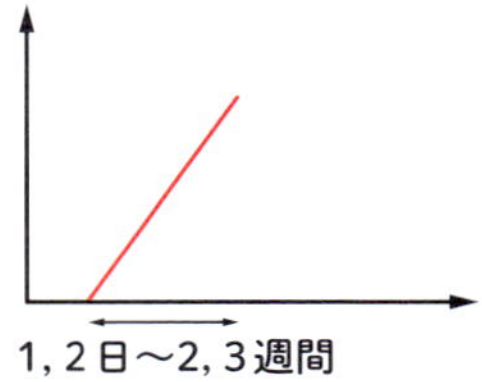

推測される疾患カテゴリー

- ✓ Infection（感染性）
  細菌性，ウイルス性
- ✓ Autoimmune（自己免疫・炎症性）
- ✓ Intoxication（中毒）
- ✓ Endocrine（内分泌・代謝）
- ✓ Psychiatry（精神疾患）

1, 2日〜2, 3週間

c. 亜急性（2, 3週間〜数ヵ月でピークあるいは受診）

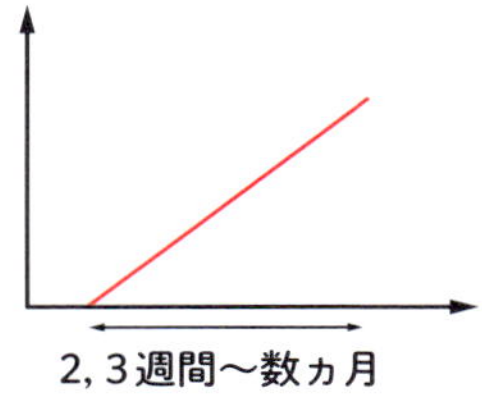

推測される疾患カテゴリー

- ✓ Infection（感染性）
  真菌性，結核性
- ✓ Autoimmune（自己免疫・炎症性）
- ✓ Neoplasm（新生物）
  悪性腫瘍
- ✓ Endocrine（内分泌・代謝）
- ✓ Intoxication（中毒）
- ✓ Psychiatry（精神疾患）

2, 3週間〜数ヵ月

d. 慢性（数ヵ月以降で受診）

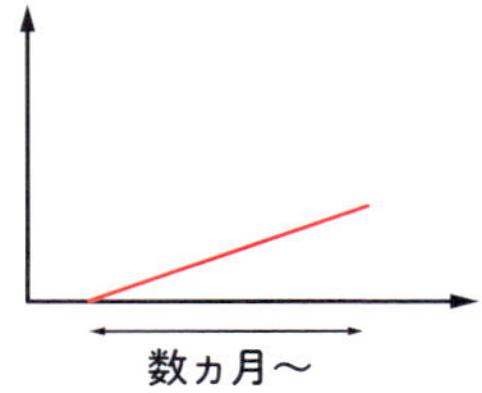

推測される疾患カテゴリー

- ✓ Neoplasm（新生物）
  良性腫瘍
- ✓ Degenerative（変性疾患）

数ヵ月〜

（機能性神経障害）が疾患カテゴリーとして推測されます.

　「急性」は発症から症状のピークあるいは受診までの時間を, 1, 2日〜2, 3週間とここでは定義しています（**図1b**）. Infection（感染性）や Autoimmune（自己免疫・炎症性）, Endocrine（内分泌・代謝）, それから Intoxication（中毒）が疾患カテゴリーとして推測されます. 感染性のうち, 微生物としてはとくに細菌性やウイルス性が候補になります. その他には, Psychiatry（精神疾患）も急性の経過をとりうるカテゴリーになります.

　「亜急性」は発症から症状のピークあるいは受診までの時間を, 2, 3週間〜数ヵ月とここでは定義しています（**図1c**）.「急性」の場合と同様に Infection（感染性）や Autoimmune（自己免疫・炎症性）といった病態が疾患カテゴリーとして推測されますが, 感染性では真菌や結核といった日和見感染症の原因となるような微生物によるものが候補となることが多いです. その他に Neoplasm（新生物）のなかの悪性腫瘍, Endocrine（内分泌・代謝）, Intoxication（中毒）, Psychiatry（精神疾患）といったカテゴリーも鑑別となりえます.

　「慢性」は発症から症状のピークあるいは受診までの時間が数ヵ月以上となる, 緩徐進行性のもの, とここでは定義します（**図1d**）. Neoplasm（新生物）のなかの良性腫瘍, Degenerative（変性疾患）が疾患カテゴリーとして推測されます.

「突然発症」以外の場合, 注意すること

　ここで注意すべきポイントは, **「突然発症」以外の場合は, 発症から受診時までの時間のみでは正確な分類ができない**ということです. **図1** に記載した定義は, あくまで目安となります.「突然発症」の場合, ピークを迎えた後に受診するため, 発症からピークまでの時間は明瞭なことが多いです. 一方で**「突然発症」以外の場合, 発症から受診までの時間と受診時点での症状の重症度をあわせて考慮しないと, 病態の本質的な進行スピードが把握できません**. 具体的に考えてみましょう.

CASE 1　小脳性運動失調を呈する患者さんが, 発症2ヵ月の時点で受診

　小脳性運動失調を呈する患者さんが, 発症2ヵ月の時点で受診された場合,

どう考えればよいでしょうか？　**図1**にあてはめれば「**亜急性**」となり，一部の感染症や自己免疫性，中毒，悪性腫瘍を疾患カテゴリーとして考えることになります．この患者さんが，もともと日常生活動作が自立している方で，受診時にすでに歩行が不可能で車椅子利用となっていた場合には，これでよいと思います．しかし，受診時にも軽いふらつきはあるものの，公共交通機関を利用して独歩で受診可能なレベルであった場合には，進行スピードは緩徐であり，「**慢性進行性**」の初期をみていると考える方が妥当です．この場合には，新生物（良性腫瘍）や変性疾患が疾患カテゴリーの候補となります．

　「亜急性」と「慢性進行性」と迷ったとき，どのくらいの重症度・進行スピードなら「亜急性」と判断するかという点については，疾患・分野についても異なるところがあり，言語化・明確化するのがなかなか難しい問題です．ここまで来ると，脳神経内科を勉強しはじめたばかりの方は少し嫌になってしまったかもしれません．ひとまず，「**発症から受診時までの時間のみでは正確な分類が難しいことがあるから，重症度も気にしよう！**」くらいに思っておけばよいのだと思います．

　また，「亜急性」や「慢性進行性」に分類されるような，少し長い経過で症状がみられている場合，「いつ発症したのか」というのが曖昧なこともあります．患者さんや家族が話す「○ヵ月前〜」よりも，かなり前から症状が潜行性にみられていたと判明することも，しばしば経験されます．このような場合には，**患者さんの症状を鋭敏に検出できるような closed question を追加する必要があります**．

CASE 2　「歩行時のふらつき」を主訴とし，「3ヵ月前頃から平地歩行でふらつく」と話す患者さん

　このような患者さんで，平地歩行でもバランスがとりづらくなっている場合，それ以前に，階段を降りるのが何となく怖くなって，手すりを使用していることや，ズボンの着脱時に片足立ちになる場面でふらつく感じを自覚されていることが多いです．この場合，「**3ヵ月前より以前に，階段を降りるときに手すりを使用したり，ズボンの着脱時にふらつきを感じるようなことがなかったですか？　あったとすればいつ頃からですか？**」と closed question を追加して，真の発症時期を確認していきます．それにより，かなり以前から潜行性

に症状が出現していて,「亜急性」ではなく「慢性進行性」の経過だ,とはっきりしてくるようなこともあります.

追加する closed question は,患者さんの症状を鋭敏に検出できるようなものであれば何でもいい,というわけではありません.**多くの患者さんが日常生活でよく行うような行動に関連した質問が望ましい**です.「ふらつき」を主訴とし,色素性乾皮症に伴う神経症状としての小脳性運動失調だったことが判明した方で[2],発症について「会社の朝の健康チェックで行っていた平均台歩行ができなくなった」と話された方もいました.平均台歩行は,神経診察で行う「つぎ足歩行」と同様に,小脳性運動失調の検出にかなり鋭敏と思われます.しかし,だからといって他の患者さんに「平均台歩行でふらつくようになった感じはありますか?」と質問しても,「いや,平均台歩行なんてしないのでわかりません」と多くの方が答えるでしょう.

ことわるまでもないかもしれませんが,一般的な経過と異なるような経過をとる症例や,同じ細菌感染症といっても菌種や患者さんの全身状態・免疫状態によって異なる経過をとることがあるため,必ずしも **図1** のとおりとはかぎりません.

COLUMN 1　　**発症時期の同定が難しいときには**

病歴聴取をしていて,「いつから症状が出ましたか?」とだけ質問しても,発症時期の同定が難しいことを時折経験します.一方で,病因診断(疾患カテゴリーの推測)を行うためには発症から現在までの時間経過が重要となるため,発症時期をなるべく正確に同定することは重要です.

家族など同席されている方がいれば,その方に聞いてみるのが1つの方法です.ただし,同居されていない家族の場合には,なかなか細かいところまでわからないことがあります.その場合,最近対面で会う機会があったかどうか,会ったのであればそのときはどうだったのか,など対面で会ったときの様子を現在に一番近いところから,徐々にさかのぼって確認してみます.

日本では正月に家族で集まることが多いため,「今年の正月はどうだったか」「昨年の正月はどうだったか」とさかのぼるのも1つの方法です.その他に,大きな出来事があった時点でどうだったのか,を確認するという方法もありま

す．情動的な出来事は強く記憶に刻まれやすいことを利用し，少し前であれば2011年3月の東日本大震災のときはどうだったか，最近であればコロナ禍の前後（日本で最初の感染者が確認されたのが2020年1月）でどうだったか，を確認してみるとよいかもしれません．

重要な自伝的エピソードを手掛かりにすることもできます．高齢の男性であれば，退職した時期をうかがい，退職した時点でどうだったのかということが参考になることがあります．その他，お子さんがいる方であれば，そのお子さんが産まれたとき，お子さんが結婚したときなど近親者のライフイベントに大きな変化があったときの様子をうかがってみると役立つことがあるかもしれません．

こうした発症時期の同定に身が入って，たくさんの closed question を本人や付き添いの方に繰り返していると，ついつい尋問口調になってしまいがちです．自分と患者さん，患者さんの付き添いの方で，一緒に「発症時期はいつだろう」というテーマのシンポジウムをひらいているような心持ち，話し方でいると，より多くの情報が得られる気がしています．

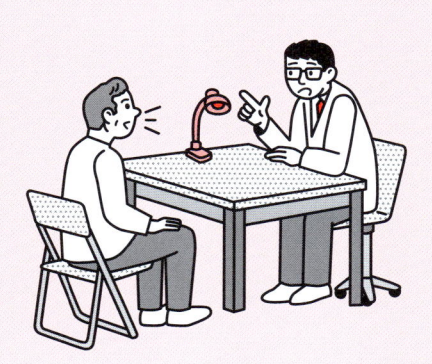

Ⓒ－②：患者さんが「悪くなっている」と話すときに考えること

- 階段状に悪化している場合（突発完成型のエピソードを繰り返している）
- すでにプラトーになっている場合（後遺症をみている）
- すでに回復過程に入っている場合
- 発作性・反復性エピソードの頻度が増えている場合

のいずれの場合でも患者さんが「悪くなっている」と話すことがある

「右肩上がり」と「階段状」

発症後の経過を患者さんにうかがって，「悪くなっています」と言われた場

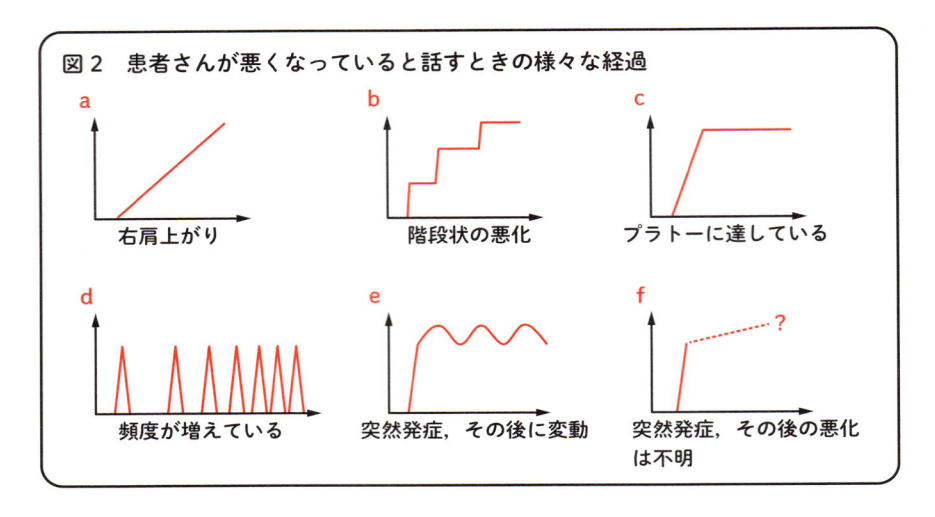

図2　患者さんが悪くなっていると話すときの様々な経過

a　右肩上がり

b　階段状の悪化

c　プラトーに達している

d　頻度が増えている

e　突然発症，その後に変動

f　突然発症，その後の悪化は不明

合，どのような経過をイメージするでしょうか．多くの方は図2aのように，右肩上がりの症状悪化をイメージするかと思います．しかし，患者さんが「悪くなっています」と話す場合でも，様々な経過のパターンがあることを経験しています．たとえば，図2bのように，階段状に悪化している経過でも，患者さんは「悪くなっています」と話すことが多く，自分から「突然症状が出て，その後しばらく症状が一定で，また突然悪化して……」と階段状であることがわかるように話してくれる方はそれほど多くない印象です．右肩上がりの場合は「急性」や「亜急性」といった経過になりますが，**階段状の悪化の場合には「突発完成型」を繰り返しているととらえる**ことになりますので，推測される疾患カテゴリーが変わってきます．具体的には，背景に動脈硬化のリスクファクターを多数もつ方が，脳血管障害を繰り返し，階段状に歩行障害や認知機能障害が悪化している場合が該当します（脳血管性認知症・パーキンソニズム）．

すでにプラトーになっている

　図2cのように，症状がピークに達した後，プラトーになっていても，「悪くなっています」と患者さんが話すことがあります．自分の症状について，どちらかといえば重く受け止めてほしい，真剣に考えてほしいという患者さんの気持ちが背景にあるのかもしれません．症状がピークに達するまでの期間を正確に把握することが，「突然発症」「急性」「亜急性」「慢性」を識別するのに重要であり，ひいては疾患カテゴリーの推測に重要です．「悪くなっています」と

言われた場合，すでにプラトーになっていないかどうかは closed question で重ねて確認する必要があると思います．

何がどのように悪くなっているか

また，「悪くなっています」と言われた場合に，**「具体的に何がどのように悪くなっているのか」を確認することも重要**です．たとえば，しびれの範囲は変わっていないが，しびれ感のみが強まっている場合，感覚障害の回復過程をみていることがあり，この場合にはしびれ感は強まっているものの，病態自体は回復過程に入っているということになります．

図 2d のように，発作性・反復性の症状について頻度が増えているという場合にも，患者さんは単に「悪くなっています」と表現することがあります．やはり，「具体的に何がどのように悪くなっているのか」を十分に確認する必要があります．

このように患者さんが「悪くなっています」と話す場合には，**①階段状の悪化かどうか，②すでにプラトーになっていないか，③何がどのように悪くなっているのか，という点を確認することが経過の正確な把握，ひいては正しい疾患カテゴリーの推測に大事**となってきます．実際の問診場面でこれらをきちんと確認しようとすると，closed question を連発する形になってしまい，**COLUMN 1**（p.16）で述べたように刑事の取り調べのような問診になってしまうことがあります．そうした場合の工夫としては，**図 2** のようなグラフを患者さんと一緒に書いてみるという方法があります．グラフにすると実際の経過が把握しやすいのに加え，取り調べのような一方的な圧迫感から，患者さんとの共同作業という感じになるのもよいところかなと思います．

図 2e, f は Functional（機能性神経障害）の患者さんによくみられる経過です．突然発症のことが多く，その後の一定期間で症状に変動がみられたり，1 日のなかで変動するなど症状に一貫性がないという特徴がみられることがあります[3]．突然発症の後，漠然と「悪くなっています」と話す一方で，具体的にどの

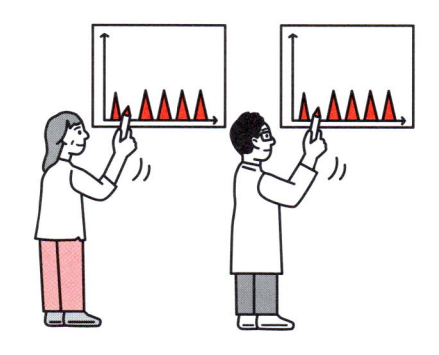

症状がどのように悪化しているかうかがっても判然としないこともしばしばみられます.

文献

1) ローレンス・ティアニーほか：ティアニー先生の診断入門，第2版，13頁，医学書院，2011
2) Sugiyama A, et al：Clinical Reasoning：A 60-year-old man with ataxia, chorea, and mild cognitive impairment. Neurology **99**（14）：618-624, 2022
3) Lagrand T, et al：Functional or not functional；that's the question：Can we predict the diagnosis functional movement disorder based on associated features？Eur J Neurol **28**（1）：33-39, 2021

D：病歴聴取による部位診断

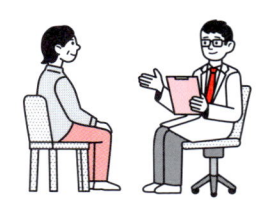

部位診断を絞り込むための closed question のポイント

- ある部位診断をするのに特異的な質問（上肢遠位筋の筋力低下⇒ペットボトルのふたの開けづらさ）
- 誰もが日常生活のなかで行うような動作/行為に関する質問
- 異常/病的かどうかの判断がしやすい質問
- 1ヵ所の局所的な障害なのか，系統の障害なのかを意識する

本項を進めるうえでの基本的な知識をひとまず整理しておきます．

まず，運動系に関する解剖と用語です．運動が起こるには，大脳の運動野から神経の興奮が筋まで伝わる必要があります．運動を司る神経を**運動ニューロン**と呼び，一度神経を乗り換えるため，大きく分けて上位と下位の2種類あります．運動野から脳幹の神経核や脊髄の前角で神経を乗り換えるまでを**上位運動ニューロン**，乗り換えた後の神経を**下位運動ニューロン**と呼びます．下位運動ニューロンは神経筋接合部を介して，筋に電気刺激を伝えることで筋が収縮し，運動が起こります（**図1**）．

次に，「**局所的な障害**」と「**系統の障害（系統の変性）**」という用語です．局所的な障害とは，文字通り，ある1ヵ所の病変によって起こる障害です．たとえば第6頸神経（C6）の神経根が障害されることで，C6髄節支配の筋に筋力低下がみられる状態を指します．C6神経根は下位運動ニューロンに該当しますが，下位運動ニューロンの系統変性の場合には，**他の神経系ではなく下位運動ニューロンが特異的に，それでいてC6にかぎらず広く全身性に障害されること**を指します．

十全な病歴聴取のための closed question とは

では，病歴聴取による部位診断についてお話ししていきます．**病歴聴取が正**

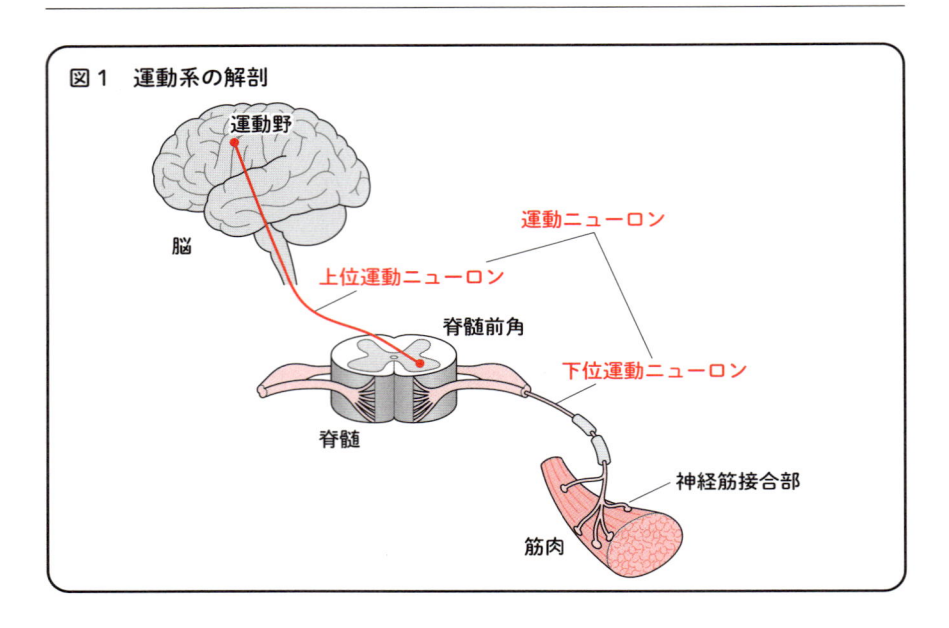

図1　運動系の解剖

しく，十全に行われると，病歴聴取のみから部位診断（障害されている部位や系統の推定）も可能と考えます．一方で，患者さんの主訴について open question の形で病歴を話していただくだけでは，ほとんどの場合，十全な聴取は困難です．主訴や open question で得られた病歴，診察室に入ってくる様子，ここまでの病歴聴取中の話し方や表情から部位診断の候補を頭に思い浮かべ，そのなかから絞り込めるような closed question を追加していく必要があります．適切な部位診断の候補を頭に思い浮かべつつ，絞り込みに役立つ closed question をうまく追加していくには，知識や経験を含めた熟練の技が求められるでしょう．

　脳神経内科の勉強をはじめたばかりの方は，ここまで聞いて「何だか難しそうだな」と少し嫌になってしまったかもしれません．でも逆に言えば，**「病歴聴取による部位診断」という点だけを取り上げても，たくさんの伸びしろ，奥深さがある**ということです．病歴聴取や観察力は，特殊な機械がなくても，手先が不器用でも磨いていくことができる部分です．磨いてよりよくできるようになれば，それは単なる自己満足にとどまらず，患者さんの診断・診療に還元することができます．

　こうした神経疾患の診断における思考力・推理力，観察力の重要性については，福武敏夫先生が著書のなかでも触れており[1]，作家アーサー・コナン・ドイルが創作した私立探偵シャーロック・ホームズに学ぶところも多いと記載されています．主に事件を扱うシャーロック・ホームズとは目的が異なりますが，病歴聴取や観察力を磨いて，それを患者さんの病気の診断・診療に役立てたいと自分も思っています．脳神経内科医は，知的だけどこだわりが強めで，少し変わった人が多いイメージがあり

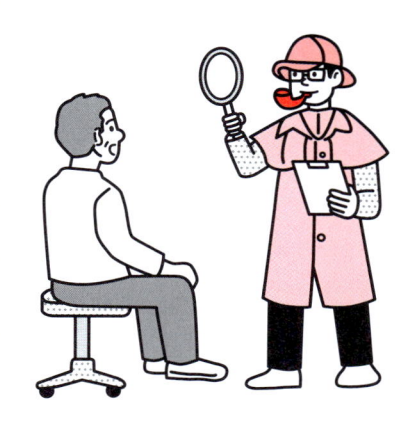

ましたが（自分も脳神経内科医ですが），シャーロック・ホームズをイメージすると何だかかっこいい気もしてきます（多分気のせいですが）．話が少し脇道にそれました．部位診断の絞り込みに役立つ closed question の具体例を示していきます．

CASE 1　両手足に力が入りにくい，呂律がまわりにくい，飲み込みにくい患者さん

　「両手足に力が入りにくい，呂律がまわりにくい，飲み込みにくい」という症状の方が受診されたとします．症状は基本的に運動の問題ととらえられるので，大脳の運動野〜運動ニューロン〜神経筋接合部〜筋のどこかに障害があることが推定されます（図1）．神経筋接合部疾患は，特徴的な病歴や症状分布をとるため，ひとまず脇におきます．

　運動ニューロンの障害による**神経原性疾患では遠位優位の筋力低下**をとることが多く，**筋疾患では近位優位で左右対称性の筋力低下**をとることが多いです．そのため，まずは「手足に力が入りにくい」という症状が，遠位優位の筋力低下なのか近位優位の筋力低下なのかを見極めていくことが重要です．

筋力低下は遠位優位か，近位優位か

　上肢遠位筋の筋力低下に特異的な症状は，「**ペットボトルのふたが開けにくい**」です．この「ペットボトルのふたが開けにくい」という症状がいつから出

現したのか，近位筋の筋力低下を示唆する症状（重いものを持ち上げるのが大変など）よりも先行して目立っているのかを確認していきます．「ペットボトルのふたが開けにくい症状はありますか？」という closed question の利点は，「ペットボトルのふたを開ける」という動作は主に上肢の遠位筋を用いており，上肢遠位筋の筋力低下に比較的特異的な点，誰もが日常生活で行う動作である点です．また，個々人によって筋力には差があり，どこから異常とするかが難しいところがありますが，ペットボトルのふたは簡単には開かない一方で，健康な成人であれば基本的には開けられる程度の硬さであるため，「ペットボトルのふたが開けられなくなった」というのは基本的に病的な変化と判断できるのも利点です（頻度の高い動作のため，以前は開けられたかどうかの確認も容易です）．

このように**部位診断を絞り込むための closed question は，ある部位診断をするにあたって特異的で，誰もが日常生活のなかで行うもので，異常/病的かどうかの判断がしやすいものが有用**ということになります．様々な主訴に対して，特定の部位診断を行ううえで有用な closed question については，「**4. 様々な主訴から実際に診断する**」(p.105) のなかでまた紹介していきます．

(**局所的か，系統的か**)

また，部位診断を行うにあたっては，**1ヵ所の局所的な障害なのか，系統の障害なのか**を考える必要もあります．先ほど例示したような「両手足に力が入りにくい，呂律がまわりにくい，飲み込みにくい」という症状であれば，症状が全身性，両側性にあるので系統の障害と推測されます．遠位筋優位の筋力低下を示唆する病歴であれば，運動ニューロン系が障害される疾患を考えることになります．一方で，「左足に力が入りにくい」という症状の場合はどうでしょうか．この場合は，右中心前回（一次運動野）の下肢に対応する領域という1ヵ所の局所的な障害で説明可能です．

文献

1) 福武敏夫：神経症状の診かた・考え方，第3版，1-2頁，医学書院，2023

E：病歴聴取の工夫

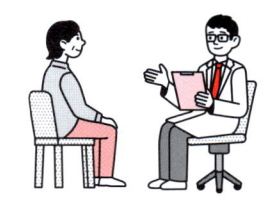

E−1：再現 VTR が作れるように病歴聴取をする

> ・短時間の発作性の症状を呈する症例では，後で再現 VTR が作れるくら
> い順序立てて十分に病歴聴取をすると診断に役立つ

　とくに**短時間の発作性の症状を呈するような症例では，後でふりかえって再現 VTR を作れるくらい，十分に病歴聴取をする**必要があります．この表現は，すでに千葉大学医学部附属病院総合診療科の鋪野紀好先生や生坂政臣先生の著書に記載されています[1,2]．生坂先生は NHK「総合診療医ドクター G」の医療監修をされており，その再現 VTR を作成するなかで気づかれたと述べています[2]．十分に病歴聴取することの重要性を伝えたいと思っていたときに，この喩えをみつけて，わかりやすく的確な表現だと思いました．以下に具体例をお示しします．

CASE 1　「30 分ほど持続するつじつまの合わない言動」で救急外来を受診した症例

　救急外来での病歴聴取では，18 時頃に夕食の支度をした後に「誰が作ったのか」，「なんでそんなところに置いてあるの」，「私はやっていない」とつじつまの合わないことを話し，30 分ほどして平素と変わらぬ様子に戻ったということでした．採血や頭部 CT が施行され，原因となるような異常所見がなかったため，「てんかんや自己免疫性脳炎を念頭に引き続きの精査を」ということで翌日受診されました．

　救急外来での病歴のみでは，再現 VTR を作るのに十分とはいえなさそうで

す．実際にそのときの様子を頭にイメージできるように，順序立てて発症時の様子を細かくうかがってみました．

> 夕方まではテレビを観たり，洗濯物をとりこんだりしていたそうです．18 時より少し前に，外でゴボウなどの食材を冷水で洗う作業をしていました．その後，鶏肉とレンコン，大根の煮しめを作り，冷蔵庫にあった残り物とあわせて机に並べたところから，少し記憶があいまいになっています．
>
> 夫の話では，自分で作って並べたのに「これは何？」と聞く様子があり，一度説明しても，少し時間をおいて何度も「これは何？」「これ誰が作ったの？」などと質問する様子があったようです．寒いと本人が言うので暖房をつけましたが，こたつや電気カーペットはついていたので，室内はそれほど寒くはなかったとのことです．夫が誰かはわかっており，兄弟に電話することも可能で，自分の名前や住所もちゃんと言うことができました．19 時頃に受診のため車に乗ったところから，本人の記憶もあるとのことで，異常がみられたのは 40 分〜1 時間程度のようでした．

　このくらい病歴を聴取すると，再現 VTR が作れそうです．異常がみられたエピソード中に自己や家族の認識は保たれており，携帯電話を操作して電話をかけることができたこともわかります．また，説明したのにも関わらず，何度も同じような質問をしていることから，**前向性健忘**[*1]（**図 1**）が存在するようです．直前に自身で料理したことを忘れているので**逆行性健忘**もあったと推測されます．翌日受診時の神経心理検査で前向性健忘が改善しており，高次機能に明らかな異常がないことを確認し，**一過性全健忘**[*2] と診断しました．発症前に屋外で冷水を用いてゴボウを洗っていることから，この寒冷刺激や冷水への接触が誘因となった可能性があります．症状のみられている間に頭痛，悪心

＊1 前向性健忘と逆行性健忘：発症以降に生活上で起こった新しい事実や出来事を覚えられなくなることを前向性健忘と呼び，発症以前に脳内に取り込んだ情報が再生できず，思い出せなくなることを逆行性健忘と呼ぶ（**図 1**）．逆行性健忘の特徴として，時間勾配があり，発症に近い過去ほど障害が強く，過去にさかのぼるほど軽くなり，ある時点以遠の過去には及ばない．

＊2 一過性全健忘：一過性全健忘は，前向性・逆向性の健忘症状が急性に発症し，24 時間以内に消失することを特徴とする疾患．健忘以外の高次機能障害は認めず，自己の識別は保たれ，意識障害はみられない．エピソード中は前向性健忘のため，自身の状況が理解できず，説明されても覚えられないために，同じ質問を何度も繰り返す特徴的な様子がみられる．誘因として精神的ストレス，いきむ作業，入浴やシャワー，寒冷・高温刺激，医療処置などが報告されている．

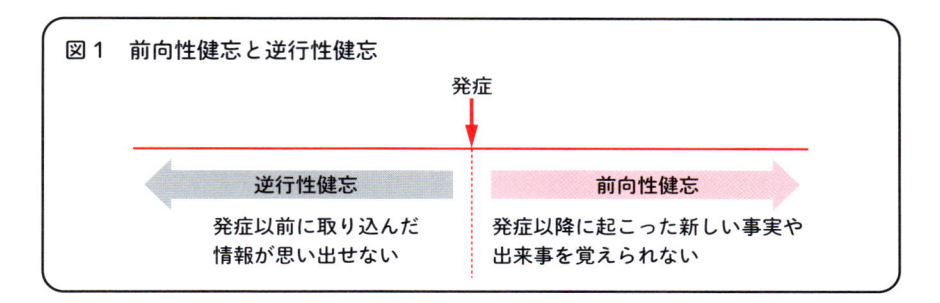

図1　前向性健忘と逆行性健忘

発症

逆行性健忘 ← → 前向性健忘

発症以前に取り込んだ
情報が思い出せない

発症以降に起こった新しい事実や
出来事を覚えられない

や寒気を伴うことがあるとされており，本例でも寒気があったのかもしれません．

CASE 2　「起床時からのめまい」で救急外来を受診した症例

　2例目は救急外来で，初期研修医の先生からコンサルテーションを受けた
ケースです．

> カルテに記載された病歴をみると，「起床時からめまいがあり，嘔気や嘔
> 吐を伴い，改善しないので受診した」ということでした．

　この病歴では，再現VTRを作るのは難しく，そして診断にもあまり役立た
なそうです．まず，「起床時から」ということですが，目を開けた瞬間からな
のか，体を起こしたときからなのか，起床して身支度を整えている最中からな
のか，この記載だけではわかりません．やはり，頭のなかで実際の様子がイ
メージできるくらいに，順序立てて患者さんに詳しくうかがってみました．

> 　「目が覚めた瞬間に何となく変な感じがして，体を起こしたときにめまい
> が出た」とのことでした．また，「めまい」が具体的にどのような症状かとい
> うと，「視界がぐるぐる回転してみえた」ということで，いわゆる回転性め
> まいのようでした．
> 　さらに，「改善しない」ということについて，実際にその後どのような行
> 動をとって，症状はどのように変化したのかうかがうと，「めまいが出たと
> きにじっとしていると数十秒くらいで視界がぐるぐる回転する症状は消えた
> が，そろりそろりとトイレに行こうとすると，何だかふわふわするような感

じがあって気持ち悪かった」「ベッドに戻って横になり，体の向きを変えると，またぐるぐる回転する感じが出て，じっとしていると消失したが，その後も体の向きを変えたり，頭を起こすときにぐるぐる回転する感じが出るのを繰り返している」ということでした．患者さんご本人としては，ぐるぐる回転する感じが消えた後も，ふわふわするような感じや嘔気があること，さらに頭の向きが変わることでぐるぐる回転する感じが出現するというのを繰り返していることから，「改善しない」という表現をしたようです．

ここまでうかがうと，ある程度再現 VTR は作れそうです．診断についても，突然発症の回転性めまいで，頭位変換によって誘発され，（じっとしていると）1 分以内に消失する，ということで**良性発作性頭位めまい症**の可能性がかなり高くなります．一方で，患者さんの話す「改善しない」を，「回転性めまいが消えないまま続いている」と思い込んでしまうと，良性発作性頭位めまい症の診断から離れてしまいます．

1 つ 1 つのエピソードが長時間にわたるようなものや，そのエピソードから時間が経ってしまうと，「実際にそのときの様子を頭にイメージできるように」，「再現 VTR を後で作れるように」，順序立てて細かく病歴を聞いていくのは時間がかかり，患者さんも思い出しきれなくなってきます．提示した症例以外に，失神やけいれんといった比較的短時間の発作性エピソードを呈する症例では，「この病歴で脚本を作って，実際に再現 VTR を作れるか」という視点で読み直してみると，病歴の不十分なところがみえてくるかもしれません．

COLUMN 2　　**頻度が高い疾患の診断における直感（直観）的診断**

2-E-1 を読んでいただいた方のなかには，「一過性全健忘」や「めまい」の話で，病因診断も部位診断も出てこなかったなあと思った方もいるかもしれません．たしかに登場しませんでした．本書では，病歴聴取と神経診察から，病因診断（疾患カテゴリーの推測）と部位診断をすることの重要性を強調していますが，実際のところ日常臨床において，いつもこのような方法で診断してい

るわけではありません（何だかすみません）．とくに頻度の高い疾患では，年齢，性別，問診票に記載された主訴，入室時の様子やぱっと見の印象，病歴聴取の最初の open question で得られた内容をもとに，直感（直観）的に診断を想起しています．その後，想起された診断を仮説として，病歴聴取を追加し，神経診察を行って，診断に矛盾がないか，他の疾患を想起し直すべきでないかを検証していきます．このような仮説を基定とする推論プロセスを仮説演繹法と呼びます．

たとえば，問診票に「頭痛，市販の痛み止めが効かないことがある」と記載され，既往歴の欄は空欄，見た目元気そうな 20 歳代の女性が入室してきた場合，まず片頭痛を想起します．「市販の痛み止めが効かないことがある」という記載から，頭痛が繰り返されていて，市販の痛み止めが効くときと効かないときがあるということがわかります．

「1 回の頭痛発作の持続が長くても 3 日以内であること」や，「痛みが強いときは日常生活に支障が出るかどうか」，「痛みが強いときに嘔気や嘔吐を伴うかどうか」を確認していきます．頭痛の性状について，左右差があることが多いか，拍動性であるかも聞いていきます．さらに，音過敏や光過敏を念頭に，頭痛が強いときにうるさい音，たとえば子どもが騒ぐ声などが強く気になるか，まぶしい光がすごく煩わしいかどうかを確認します．うまく片頭痛に合致していればそれでよいですが，非典型的なところがあれば，他の疾患を想起すべきか，とくに二次性頭痛（原因となる他疾患が存在する頭痛）のレッドフラッグである SNNOOP10 [i] などを念頭に置いて検討していくことになります．

直感（直観）的に適切な診断をうまく想起できるようになるためには，どうしたらよいのでしょうか．教科書的な知識に加えて，実際にその疾患の患者さんを診た経験が増えていくことで，「何となくこんな人はこの疾患」というのがわかっていきます．一方で，経験の数だけで決まる問題でもないような気がしています．自分が初診として診察した患者さんについて，実際にその後の経過や検査などで診断が合っていたのか，間違っていたのなら，どこにポイントがあったのかを確認していくことで，1 つ 1 つの経験の質が深められると思います．「何となくこんな人は」の部分を岩田健太郎先生は疾患の「ゲシュタルト」と表現し，『診断のゲシュタルトとデギュスタシオン』[ii] において詳しく述べられていますので興味がある方は読んでみてください．

こうした直感（直観）的診断は，頻度が高い疾患で用いることが多い気がしますが，疫学的に頻度が高いと事前確率が高くなるため，直感（直観）的でも診断がはずれている可能性が低く（何度も仮説を立て直さなくてよい），また，

頻度が高い疾患の場合，自分の頭のなかにその疾患の「ゲシュタルト」ができていることが多いためと思われます．

文献 i ）Do TP, et al：Red and orange flags for secondary headaches in clinical practice：SNNOOP10 list. Neurology 92（3）：134-144，2019
ii ）岩田健太郎：診断のゲシュタルトとデギュスタシオン，金芳堂，2013

E-2：職業など生活背景・社会歴の聴取

・職業など生活背景・社会歴を聴取することで，人としての患者さんに関心をもっていることが伝わり，部位診断を絞り込むための closed question も工夫しやすくなる

　社会歴の重要性については，ローレンス・ティアニー先生がすでにその著書のなかで，「私は主訴を聴いた後に，患者の社会的背景，つまり社会歴をよく聴くようにしています．（中略）社会歴に話を戻すと，患者は疾患を問わず，ケアを受ける人間独特の感覚をもっています．医師が純粋に人としての患者に関心をもっていることが伝わると，彼らの心は和らぎ，安心して病歴を語ってくれます」と述べています[3]．このほかにも，**職業がわかると，部位診断を絞り込むための closed question を工夫しやすい**ということがあります．**2-D**（p.24）で，部位診断を絞り込むための closed question は，誰もが日常生活のなかで行うものが有用と書きましたが，職業がわかった場合には，その職業で日常的に行いそうな動作を利用することができます．

職業に応じた質問

　主訴や open question で小脳性運動失調が疑われる患者さんが，とび職として働いているとわかった場合，「鉄骨の上など，狭い足場で作業するときにふらつく感じはありますか？　あるとすればいつ頃からですか？」という形で，運動失調によるふらつきを鋭敏にとらえられるかもしれません．職業が，事務職のように，特別な動作が想定しづらい場合も，「仕事のなかで最も困った，支障が出たのはどんなときでしたか？」と質問することで，自宅での生活のなかでは気づかれていなかった症状がわかってくることもあります．上肢の

症状について話していなかった封入体筋炎の患者さんで，「そういえば仕事で，書類棚の重い引き出しを開けるとき，指をひっかけて開けるのが大変になりました」と特徴的な深指屈筋の筋力低下を示唆する病歴が得られたことがありました．

発達歴や幼少期・学生時代の様子

比較的若年の患者さんでは，発達歴や学生時代の様子についてもうかがっていきます．出生時に仮死があったかどうか，首がすわったのは何ヵ月くらいなのか，独歩獲得はいつ頃なのか確認します．幼少期の運動の様子について確認しやすいのは，「徒競走でだいたい何位くらいだったか」という質問です（最近は順位をつける形で競争させないことも多いのかもしれませんが）．ビリだった場合には，ほかの子から離されてのビリだったのかどうかまでうかがいます．学生時代の様子については，学業や体育の成績がどのくらいだったのか，たとえば5段階評価なら具体的にいくつが多かったのかも聞いてみます．ここまでの話のなかで，暗い話が多くなってきてしまった場合には，逆に好きだった教科，得意だった教科などもうかがっていきます．雰囲気が和らぐのと，ローレンス・ティアニー先生が言うところの「人としての患者に関心をもっていることが伝わる」感じがあるのかもしれません．

COLUMN 3　薬物依存症に伴う神経障害の患者さんは教えてくれない

以前に，勤務していた病院に亜急性の経過で進行する四肢遠位優位の筋力低下としびれを呈する中年の患者さんが入院しました．神経診察の所見では，四肢の深部腱反射は消失しており，膀胱・直腸障害を伴っていないこととあわせて，部位診断は末梢神経（多発ニューロパチー）と考えられました．亜急性の経過と神経伝導検査での脱髄所見とあわせて，慢性炎症性脱髄性多発根ニューロパチー（chronic inflammatory demyelinating polyradiculoneuropathy：CIDP），とくに近位筋にも強く障害が及んでいたことから典型的CIDPが疑われたのですが，一方で，経過が長くないわりに筋萎縮が目立ち，また症状・所見が上肢と下肢で差が大きいことからCIDPとして非典型的な部分もありました．

n-ヘキサン中毒*も鑑別にあがっていましたが，この時点では，有機溶剤の吸引は本人が否定していました．ステロイド加療に反応がなかったため，診断

確定目的に神経生検を行ったところ，腫大した軸索が観察されるという結果でした．この病理所見から n–ヘキサン中毒が疑われることを患者さんにお話ししたところ，ここで初めて，仕事で使用するクリーナー（トルエンを含む）を布に染み込ませて吸引していたことが判明し，n–ヘキサン中毒によるニューロパチーと診断されました．

　当初から「n–ヘキサン中毒も鑑別になるので，使用歴を注意深く確認するように」と指摘していた桑原聡教授から，さらに 10 年以上前の別症例でも当初は吸引歴を教えてもらえなかったと話がありました．中毒の患者さんが教えてくれない（ことがある）背景には，その物質の違法性，嗜癖しているという後ろめたさ以外に，「そういったことを話すと，何でもそのせいにされて，他の病気が見逃されるのでは」という気持ちが背景にあるではと考えています．

　病歴をうかがう際には，症状をよくうかがった後で，「こうした症状の原因として〇〇のような薬物の使用で起こることもあるので，念のためうかがうのですが」など，丁寧な説明をしながら聞くとともに，一度患者さんが使用を否定されても，その薬物の中毒の可能性は残ることを念頭に置いておくのがよいのかもしれません．また，ある程度検査や治療が進んでいるなかで，やはり薬物中毒による病態が疑わしい場合には，疑われる理由を丁寧に説明しながら，「さらなる検査や治療には侵襲や副作用の問題があるので，もし万が一，実は言っていない薬物使用があるなら教えてほしい」と聞いてみるなどすると，教えてくれる場合があるかもしれません．

＊：依存症という用語がより適切かもしれませんが，原因薬物に対する依存症に伴うニューロパチーについて，中毒性ニューロパチーと記載されることが多いため，ここでは「中毒」という用語を用いています．

E−3：「家族歴はありません」＝遺伝性疾患ではない？

- 家族歴が明らかでなくても，遺伝性疾患の可能性はある（不完全浸透や表現促進現象がみられる常染色体顕性遺伝疾患，常染色体潜性遺伝疾患）
- 両親が血族婚でないからといって常染色体潜性遺伝疾患は否定できない

通常，遺伝子は対になっており，対の一方をアレルと呼びます．遺伝子が常

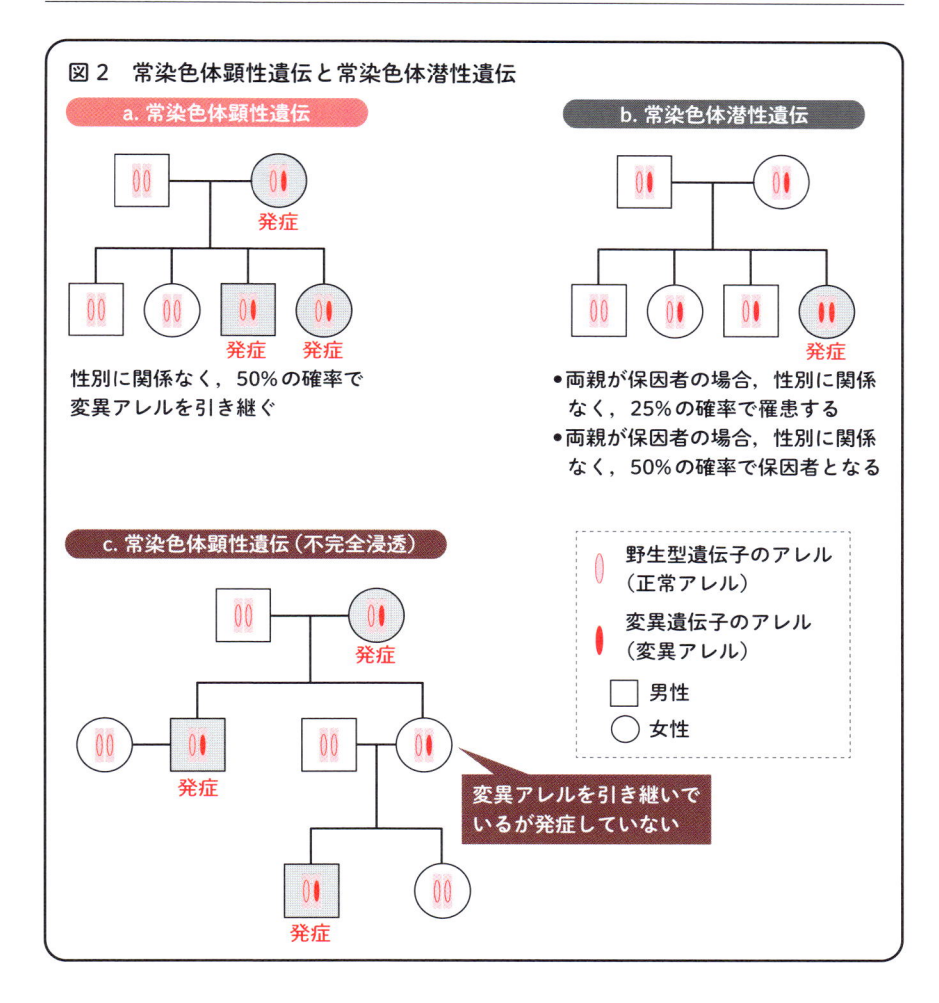

図2　常染色体顕性遺伝と常染色体潜性遺伝

a. 常染色体顕性遺伝

発症

発症　発症

性別に関係なく，50%の確率で
変異アレルを引き継ぐ

b. 常染色体潜性遺伝

発症

• 両親が保因者の場合，性別に関係
なく，25%の確率で罹患する
• 両親が保因者の場合，性別に関係
なく，50%の確率で保因者となる

c. 常染色体顕性遺伝（不完全浸透）

発症

発症

変異アレルを引き継いで
いるが発症していない

発症

野生型遺伝子のアレル
（正常アレル）

変異遺伝子のアレル
（変異アレル）

□ 男性

○ 女性

染色体に存在している場合に，野生型遺伝子のアレル（正常アレル）と変異遺伝子のアレル（変異アレル）とのヘテロ接合性でも症状として現れるものを**常染色体顕性遺伝**と呼びます（**図 2a**）．正常アレルと変異アレルとのヘテロ接合性では症状として現れず，同じ種類の変異アレルのホモ接合性や異なる 2 種類の変異アレルの複合ヘテロ接合性の場合に症状として現れるものを**常染色体潜性遺伝**と呼びます（**図 2b**）．

　常染色体顕性遺伝の場合，性別に関係なく，次世代には 50% の確率で変異遺伝子が引き継がれるため，典型例では 3 世代以上にわたって罹患者がみら

れます.

　常染色体潜性遺伝において，変異アレルをヘテロ接合性にもっている方を保因者と呼びます．常染色体潜性遺伝では，保因者同士の結婚により，性別に関係なく，1/4 の確率で罹患児が生まれてきます．1/4 の確率であるため，児の人数が少なければ罹患児は 1 人のみのことがあり，この場合には両親にも罹患者がおらず，次の世代にも罹患児が 1 人のみとなるために，一見，孤発性にみえます（図 2b）．このため，**家族歴が明らかでなくても，常染色体潜性遺伝疾患の可能性は残る**ことに注意が必要です.

（ いとこ婚などの血族婚 ）

　また，両親がいとこ婚などの血族婚では，常染色体潜性遺伝疾患の可能性が高まるとされています．ヒトは全員，何らかの常染色体潜性遺伝疾患の原因となる変異アレルを数個以上保持していることが知られています[4,5]．たくさん種類があるなかの数個～数十個なので，互いに血縁関係のない男女が，偶然に同じ疾患の原因となる変異アレルを保持している確率は 1/10,000 以下と低くなりますが[5]，血族婚では共通祖先から同じ変異アレルを継承している可能性が高くなります．一方で血族婚による子への遺伝的リスクは，一般の方が想像するほどは大きくはないと考えられています．常染色体潜性遺伝疾患にかぎったデータではありませんが，互いに血縁関係のない他人婚では先天性疾患の児が生まれるリスクが 2～3％なのに対して，いとこ婚では約 3～5％程度と報告されており[6]，約 2 倍程度リスクが高まるようです．逆に言えば 2 倍程度であり，極端に高いリスクではないため，両親がいとこ婚などの血族婚だからといって常染色体潜性遺伝疾患の可能性が極端に高まるわけではないということになります．先述したように，互いに血縁関係のない男女が偶然に同じ疾患の原因となる変異アレルを保持している可能性もないわけではないため，**両親が血族婚でないからといって，常染色体潜性遺伝疾患が否定できるわけでもありません**.

（ 浸透率 ）

　浸透率に関する知識も重要です．浸透率とは，変異アレルをもっている場合に，症状が発現するかどうかの確率のことです．浸透率 100％であれば，変異アレルを引き継いだ場合に必ず発症することを指します．浸透率が 100％でない場合を不完全浸透と呼びます．**不完全浸透では，変異アレル保持者であって**

も発症していないことがあり（**図2c**），**家族歴が明らかになりにくくなります**．

「家族歴なし」は本当か？

　カンファレンスの場などで，「類症の家族歴はありません」や「神経筋疾患の家族歴はありません」といったプレゼンテーションをよく耳にします．でも正直に言って，（とくに遺伝性疾患も鑑別にあがるような症状経過の場合には）これだけでは不十分と思います．たとえば，本人より年齢が上の同胞が5人いて，両親は現在90歳代という年齢でご健在だが「誰にも類症がない」という場合は，常染色体顕性遺伝疾患の可能性はかなり低くなりそうです．一方で，同胞が他におらず，両親は離婚していて父方の情報がほとんど得られないなかで，「（わかっているかぎり）誰にも類症がない」という場合では，父方の家族に実は類症の方がいる可能性もあり，常染色体顕性遺伝疾患の可能性はある程度残りそうです．

　実際のところ1/3程度が遺伝性（その大多数は常染色体顕性遺伝）である脊髄小脳変性症の場合，明らかな家族歴がない症例でも，遺伝学的解析を含めた精査によって，遺伝性の脊髄小脳変性症が一定の割合で判明することが報告されています[7]．家系図を作成してみるのが一番よいと思いますが，そこまでの時間がとれないような場合には，**同胞の有無と両親の年齢，すでに亡くなられている方がいるのであれば，何歳のときに何が原因で亡くなられたかまではうかがっておくとよい**と思います．

表現促進現象

　表現促進現象にも注意が必要です．表現促進現象とは，家系内で変異遺伝子が伝達される際に，次世代のほうが親世代よりも早い年齢や，より重症化して発症するようになることを指します．疾患によって，父親から伝達される場合に表現促進現象がみられやすい場合と，母親から伝達される場合にみられやすい場合があります．こうした表現促進現象がみられる疾患では，親世代と次世代で発症年齢が変わってくる可能性があり，**親世代では発症するはずだった年齢に至る前に亡くなっていたり，高齢で発症したために症状が加齢現象で片付けられてしまい，家族歴が不明瞭になる場合があります**．

表現促進現象＋発症年齢によって臨床症状が異なる疾患

　表現促進現象がみられるうえに，発症年齢によって臨床症状が異なってくるような疾患では，さらに複雑になります．たとえば**歯状核赤核淡蒼球ルイ体萎**

35

縮症は，父親から伝達される場合に表現促進現象がみられやすい遺伝性脊髄小脳変性症です．20歳未満で発症する若年型では，てんかん，ミオクローヌス，精神発達遅滞といった症状が前景に立ちますが，40歳以上で発症する遅発成人型では小脳性運動失調が前景に立ちます．このため，40歳以上の年齢において小脳性運動失調を呈した歯状核赤核淡蒼球ルイ体萎縮症の父親がいた場合，お子さんは20歳未満の年齢においててんかんで発症するということが十分ありえます．この場合，単に「類症の有無」を尋ねただけでは，重要な家族歴が見逃される可能性があります．逆に言えば，歯状核赤核淡蒼球ルイ体萎縮症を念頭に，お子さんにてんかんなどの若年型でみられる症状をもっている方がいないか確認することで，診断に役立てることができる可能性があるということです．実際の症例をみていきましょう．

CASE 1 2年前から酔っ払いのようなふらつきがある50歳代の男性

> 50歳代の男性で，2年ほど前から酔っ払いのような歩き方でふらつきがみられているということでした．診察上は軽度の失調性構音障害と，四肢・体幹の小脳性運動失調がみられました．

　頭部MRIでは小脳萎縮を認めています（図3）．矢状断が撮像されていないため正確な評価は難しいですが，延髄が小さめに見え，橋底部・被蓋の両者に軽度の萎縮がありそうです．中脳被蓋も小さめに見えます．両側大脳に軽度萎縮がうかがわれ，側脳室はやや拡大，側脳室周囲の白質にはT2強調像で高信号となる病変がみられています．いわゆる慢性虚血性変化でもよさそうですが，年齢のわりに目立つ印象があります．

　類症の家族歴はないということで，脊髄小脳変性症の範疇だろうということで経過がフォローされています．徐々に症状の進行がみられ，初診の4年後には不安・焦燥が強まり，他院の精神科を受診しています．また，息子さんがてんかんの診断を受けて，他院に入院したことも判明しています．

　再検した頭部MRIでは，小脳萎縮に加えて，脳幹は全体に小づくりで，上小脳脚萎縮が目立ってきています．大脳白質病変も拡大傾向がみられています（図4）．

図 3　CASE 1 の頭部 MRI（発症後 2 年）

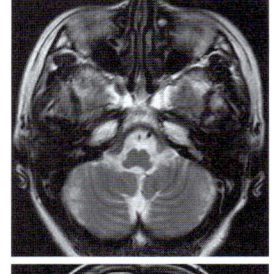
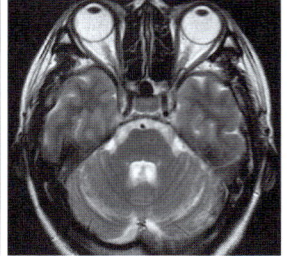
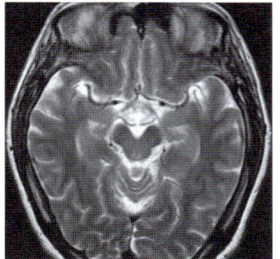
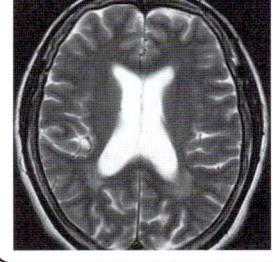

T2 強調像：小脳萎縮を認める．延髄が小さめで，橋は底部・被蓋ともに萎縮を認める．中脳被蓋も小さめに見える．側脳室周囲白質には高信号病変を認める．

図 4　CASE 1 の頭部 MRI（発症後 6 年）

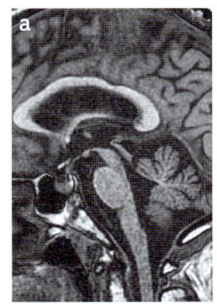
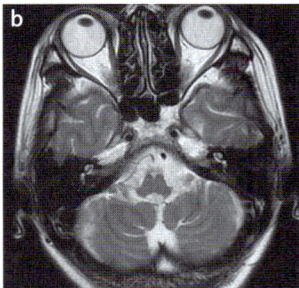
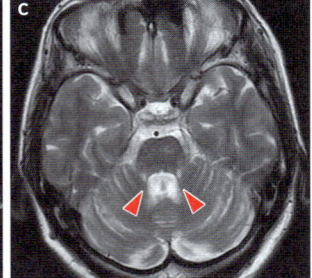
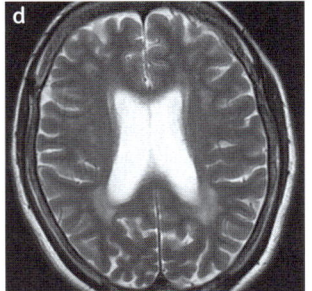

T1 強調矢状断像（**a**），T2 強調横断像（**b-d**）：小脳萎縮があり，脳幹は全体に小づくりに見える．橋は底部・被蓋ともに萎縮しており，上小脳脚の萎縮がうかがわれる（矢頭）．側脳室周囲白質病変は拡大している．

　精神症状の出現，家族歴，頭部 MRI 所見から歯状核赤核淡蒼球ルイ体萎縮症が疑われ，遺伝子検査で診断に至っています．

文献

1) 鋪野紀好：内科初診外来　ただいま診断中，62-63 頁，中外医学社，2020
2) 生坂政臣：直感で始める診断推論　向上のための誤診を恐れるな！100-101 頁，日本医事新報社，2022
3) ローレンス・ティアニーほか：ティアニー先生の診断入門，第 2 版，13 頁，医学書院，2011
4) 福嶋義光（監訳）：トンプソン＆トンプソン遺伝医学，第 2 版，133 頁，メディカル・サイエンス・インターナショナル，2017
5) 佐々木愛子：臨床遺伝学総論，17 頁，診断と治療社，2021
6) Stoltenberg C, et al：Consanguinity and recurrence risk of birth defects：a population-based study. Am J Med Genet **82**（5）：423-428, 1999
7) Abele M, et al：The aetiology of sporadic adult-onset ataxia. Brain **125**（5）：961-968, 2002

F : 部位診断のための神経解剖

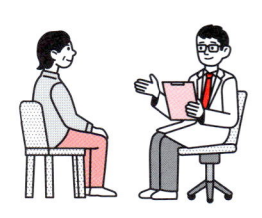

部位診断に直結する，神経解剖のポイントを理解する
- 運動系は皮質脊髄路と皮質延髄路に分けられる
- 脊髄視床路は，四肢と体幹の温痛覚の求心路となる
- 後索–内側毛帯路は深部感覚（位置覚，振動覚）の求心路となる
- 小脳系・錐体外路系の障害の影響部位をおさえる

　神経解剖を最初からすべて覚える必要はないと思います．もちろん覚えられたら覚えるにこしたことはないのかもしれませんが，実際には難しいです．脳神経内科医になってから何回か「よし，成書を通読して勉強してみよう！」と挑戦してみましたが，脳神経からはじまって，必ず眼球運動のところで挫折しました（私だけ？）．まずは**部位診断に役立つ神経解剖のポイントだけ理解して，あとは個々の症例で診察所見と画像所見を照らし合わせ，成書の関連しそうなところをよく読むようにすれば，徐々に力がついてくる**のかと思います．ここでは，部位診断に直結し，実地臨床で役立つ重要なところだけ概説していきます．

F–1 : 運動：皮質脊髄路（錐体路）と皮質延髄路

　運動系は，脳幹を介して顔の筋肉を支配する**皮質延髄路**と，脊髄を介して残りの身体の筋肉を支配する**皮質脊髄路**に分けられます（図 1）．これらの神経路は大脳皮質の運動野にはじまり，放線冠，内包，中脳の大脳脚と下行していきます．皮質脊髄路はその後，橋腹側を通り，延髄の錐体まで下行，線維の大部分が下部延髄にある錐体交叉で反対側へ移ります．脊髄では側索中央部を下行し，各脊髄レベルで前角細胞に連絡しています．

体性機能局在

1つ目のポイントは**体性機能局在 (somatotopy)** です．運動野では外側部が顔と口を支配し，反対に内側部が下肢を支配しています（**図1**）．扇状に広がった線維は，収束して内包で扇の要のようになっていきます．そのため，運動野皮質の一部またはその皮質下が限局性に障害されると，**図1a** の部位では対側の単下肢麻痺，**図1b** の部位では対側の単上肢麻痺が生じます．線維が収束してきた**図1c** の部位では，顔面を含む対側の片麻痺（上下肢麻痺）が起こります．そして，皮質延髄路が分かれた後の**図1d** の部位では，顔面を含まない対側の片麻痺が起こるということになります．

下肢麻痺が起こるレベル

2つ目のポイントは，**下肢麻痺は腰髄レベルだけでなく，胸髄レベルでも起こる**ということです（**図1e** の部位）．**図1** をみると，「そんなの当たり前じゃん」と思うかもしれませんが，実際の臨床場面では，下肢麻痺の方に腰の MRI 検査のみ施行され，「原因不明なので」と紹介されてくるケースを時折，経験します．

たとえば，下肢の近位筋である腸腰筋は L1，L2，L3 から神経支配を受けています[1]．このため腸腰筋を含めた下肢筋の筋力低下がある場合には，椎体レベルで言えば，腰椎レベルよりも胸椎レベルに病変があることが推測されます（p.42, **COLUMN 4** 参照）．このため，脊髄病変を疑って画像検査するのであれば，オーダーすべきは腰椎 MRI ではなく胸椎 MRI ということになります．

障害部位の推定

こうした運動系の神経解剖が理解できると，症状や所見から障害部位の推定が可能となります．一側の下肢単麻痺であれば，**図1a** のような運動野の内側病変（対側）や，**図1e** のような胸髄から腰髄の病変（同側）が推測されます．顔面を含む片麻痺であれば，**図1c** のような運動野からの線維が収束してきた部位で，皮質延髄路が分かれるまでのどこかの部位（対側）に病変があると考えられます．顔面を含まない片麻痺であれば，対側の**図1d** のような部位や，同側の頸髄病変を考えます．

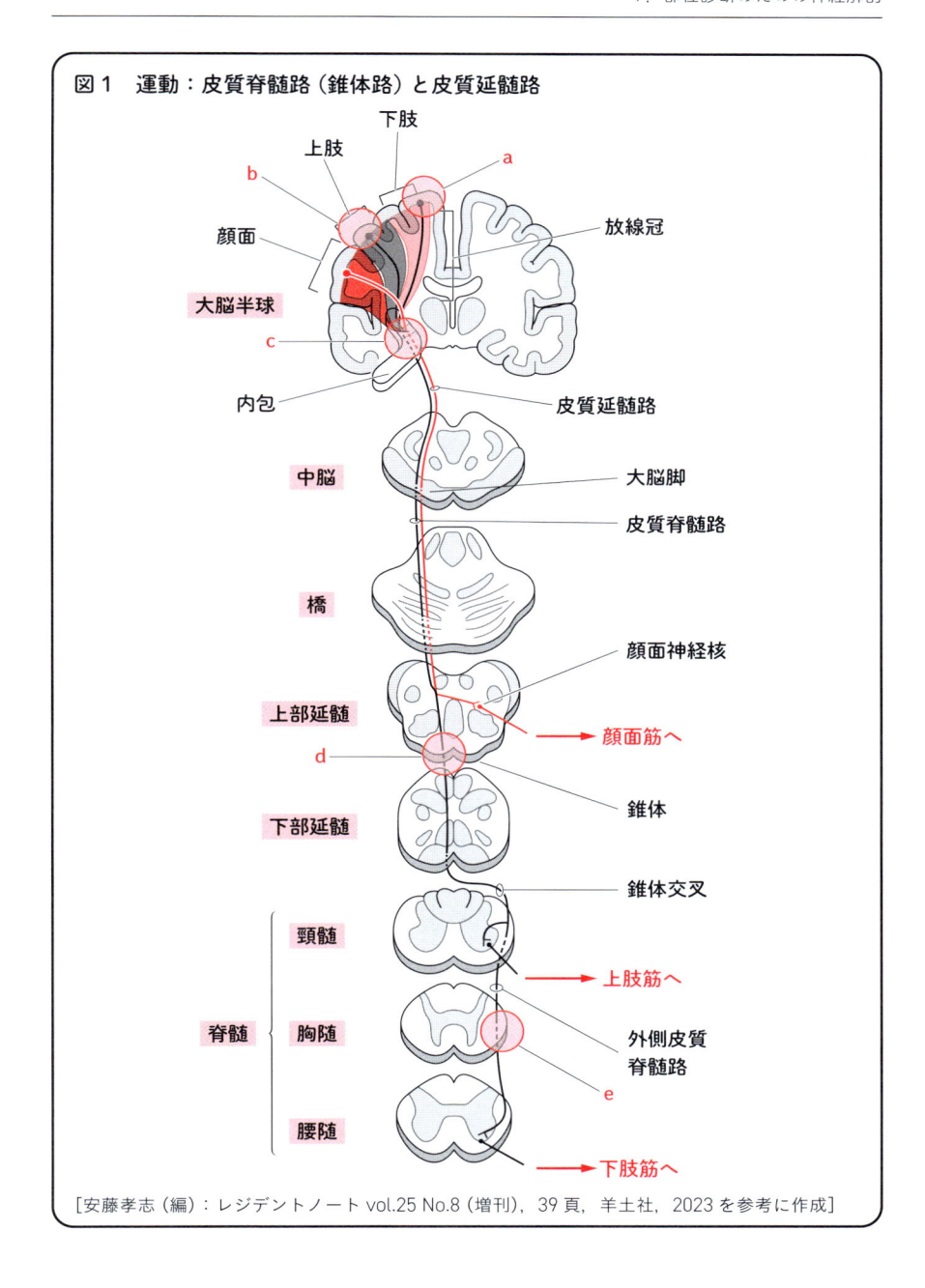

図1　運動：皮質脊髄路（錐体路）と皮質延髄路

[安藤孝志（編）：レジデントノート vol.25 No.8（増刊），39頁，羊土社，2023 を参考に作成]

COLUMN 4 椎体レベルと髄節レベルのずれって？

　発生初期の段階では，神経管と脊柱管は同じ長さですが，胎生4ヵ月頃より相対的に脊髄が短くなります．このため，神経根は脊柱管内を下方に走行して対応するレベルの神経孔を通ります．脊髄の高さ（髄節）と脊椎の高さにもずれが生じ，頸髄では1.5椎体分ずれています（図A）．このずれは胸髄，腰髄と下に降りていくにしたがってさらに拡大し，2〜3椎体分ずれることになります．したがって神経診察でC7髄節レベルに障害があると判断した場合，脊椎の高さとしてはC5/6椎間レベルに障害部位が想定されます．画像検査をオーダーする場合には，「頸椎MRI」「胸腰椎MRI」など，脊椎の高さを基準にオーダーすることになるため，この髄節と脊椎の高さのずれに留意する必要があります．また画像をみるときにも，C7髄節レベルの障害が疑われた場合，まずC5/6椎間レベル付近に注意してみていくことになります．

　一方で，神経診察で推定される障害髄節レベルに，先述したずれを加味しても，実際に画像で観察される病変部位のレベルが合わないことがしばしばあります．感覚に関して言えば，神経根から脊髄視床路に入っていく感覚神経は，2〜3髄節上方において交叉するため，病変部位と感覚障害のレベルが2〜3髄節分

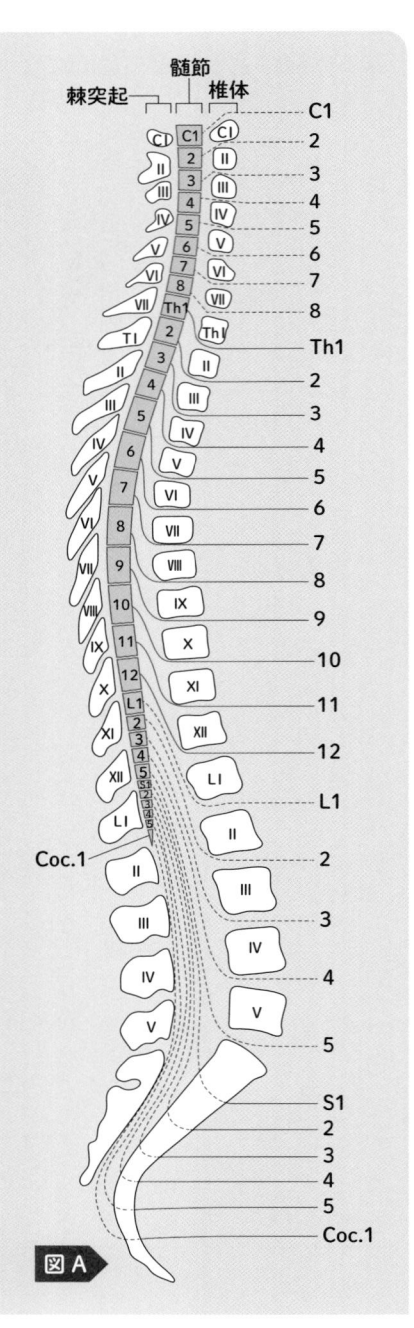

図A

離れていることはしばしばあるようです[i]. また，脊髄視床路は頸髄横断面でみると**図B**のように仙髄から上行してきた線維は最外側に位置し，頸髄から上行してきた線維は内側に位置しています．皮質脊髄路についても同様の層状構築がみられます．このため外側から圧迫

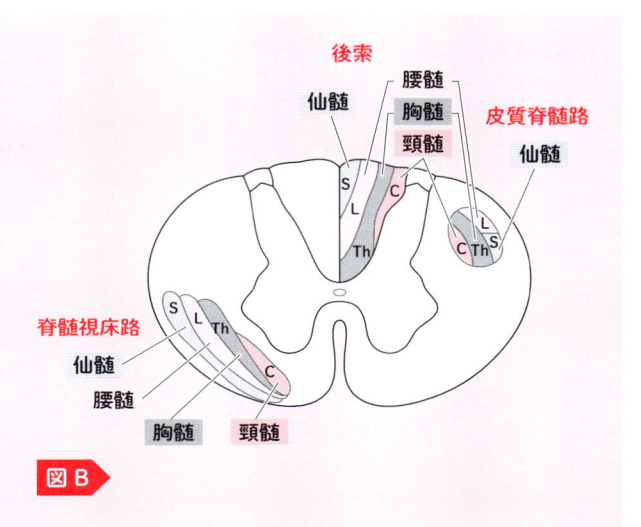

図B

を受けた場合，まず下肢から症候が現れてきます．すなわち，想定した高さに病変が存在しなかった場合，より上位に病変がある可能性を想定して検査を検討する（あるいは最初からより上位を含めるように検査する）必要があります．

　各神経根と椎体の高さの関係についても，ここで触れておきます．**図A**のように第1頸神経（C1）は第1頸椎の上（吻側）から出て，第8頸神経（C8）は第7頸椎と第1胸椎の間から出ます．第1胸神経（Th1）から尾側は，各椎体の下（尾側）から出ています．このため，C5/6椎間高位の障害では，神経根症候としてはC6の症候が出現します．逆に言えば，C6神経根の症候をみた場合，C5/6椎間レベルの椎間孔に狭窄などの病変がないか確認していく必要があります．

文献 i）福武敏夫：神経症状の診かた・考え方，第3版，143頁，医学書院，2023

F-2：感覚（温痛覚）：脊髄視床路

　脊髄視床路は，四肢と体幹の温痛覚の求心路となります（**図2**）．受容器から入力された温痛覚の情報は，脊髄後根に入り，脊髄後角でニューロンを替えます．二次ニューロンは脊髄の中心管の前を横切って交叉し，反対側の脊髄視床路を上行，視床後腹側核に至ります．ここでもう一度ニューロンを替えて，感覚野に投射しています．

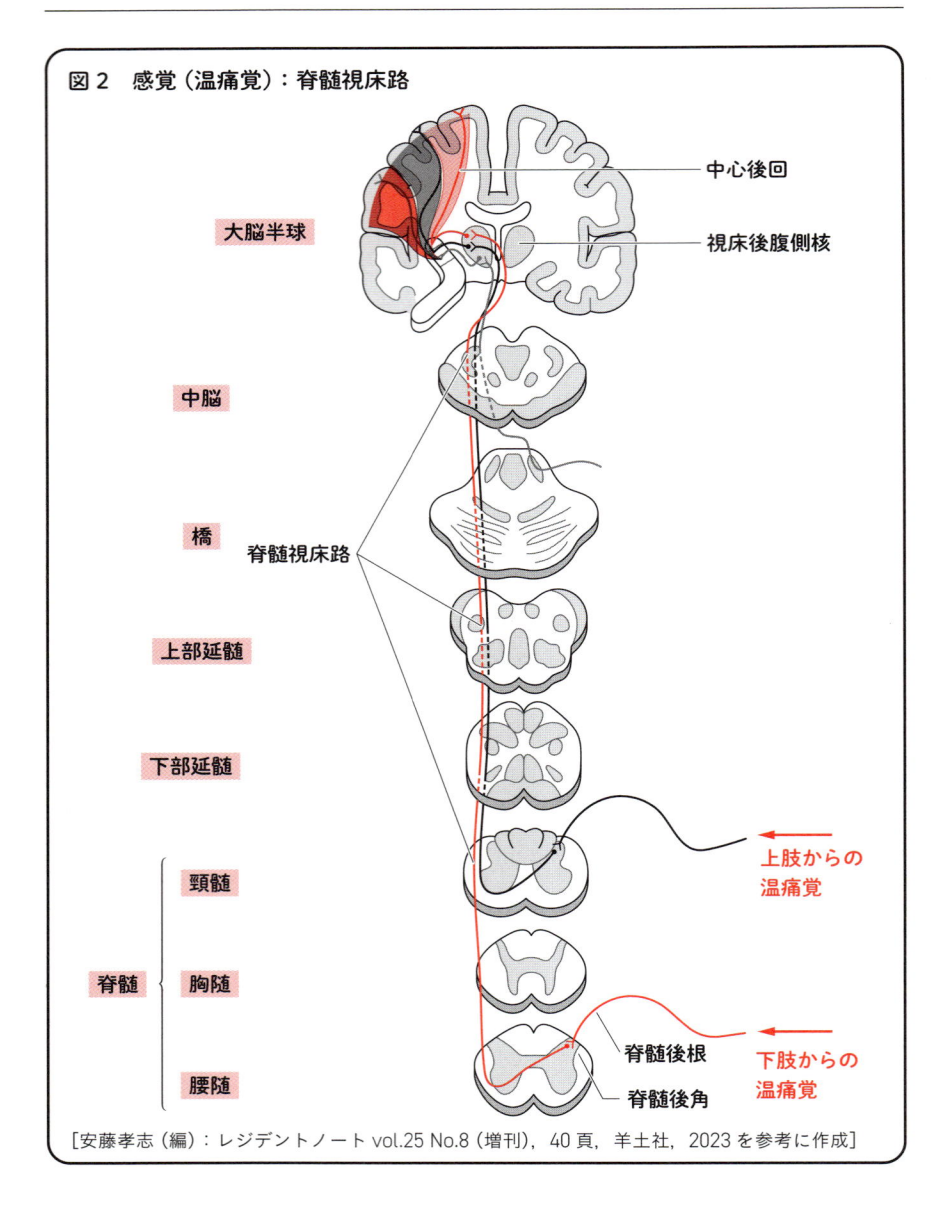

図2 感覚（温痛覚）：脊髄視床路

中心後回

視床後腹側核

大脳半球

中脳

橋

脊髄視床路

上部延髄

下部延髄

頸髄

脊髄　胸髄

腰髄

脊髄後根

脊髄後角

上肢からの
温痛覚

下肢からの
温痛覚

［安藤孝志（編）：レジデントノート vol.25 No.8（増刊），40 頁，羊土社，2023 を参考に作成］

　ポイントは，皮質脊髄路や後述する後索-内側毛帯路と異なり，**後根から脊髄後角に入った後，すぐに交叉する**点です．また，運動系と同様に中枢においては体性機能局在がみられます．視床後外側部では，この体性機能局在が再現

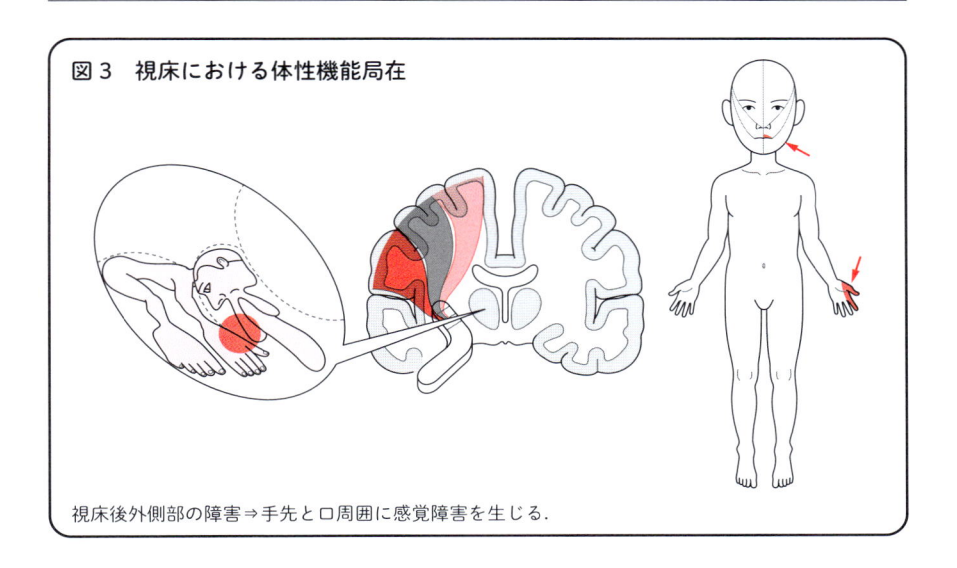

図 3　視床における体性機能局在

視床後外側部の障害⇒手先と口周囲に感覚障害を生じる.

図 4　手口感覚症候群を呈した症例の頭部 MRI

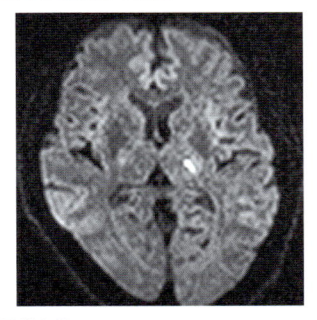

拡散強調像：左視床内に高信号域を認める.

されており（**図 3**），手と口を支配する領域が近いために，ラクナ梗塞のような局所病変により手先と口周囲に感覚障害（しびれ）を生じる手口感覚症候群を呈することがあります（**図 4**）.

F–3：感覚（深部感覚）：後索–内側毛帯路

後索–内側毛帯路は深部感覚（位置覚，振動覚）の求心路です（**図 5**），腱や

図5　感覚（深部感覚）：後索−内側毛帯路

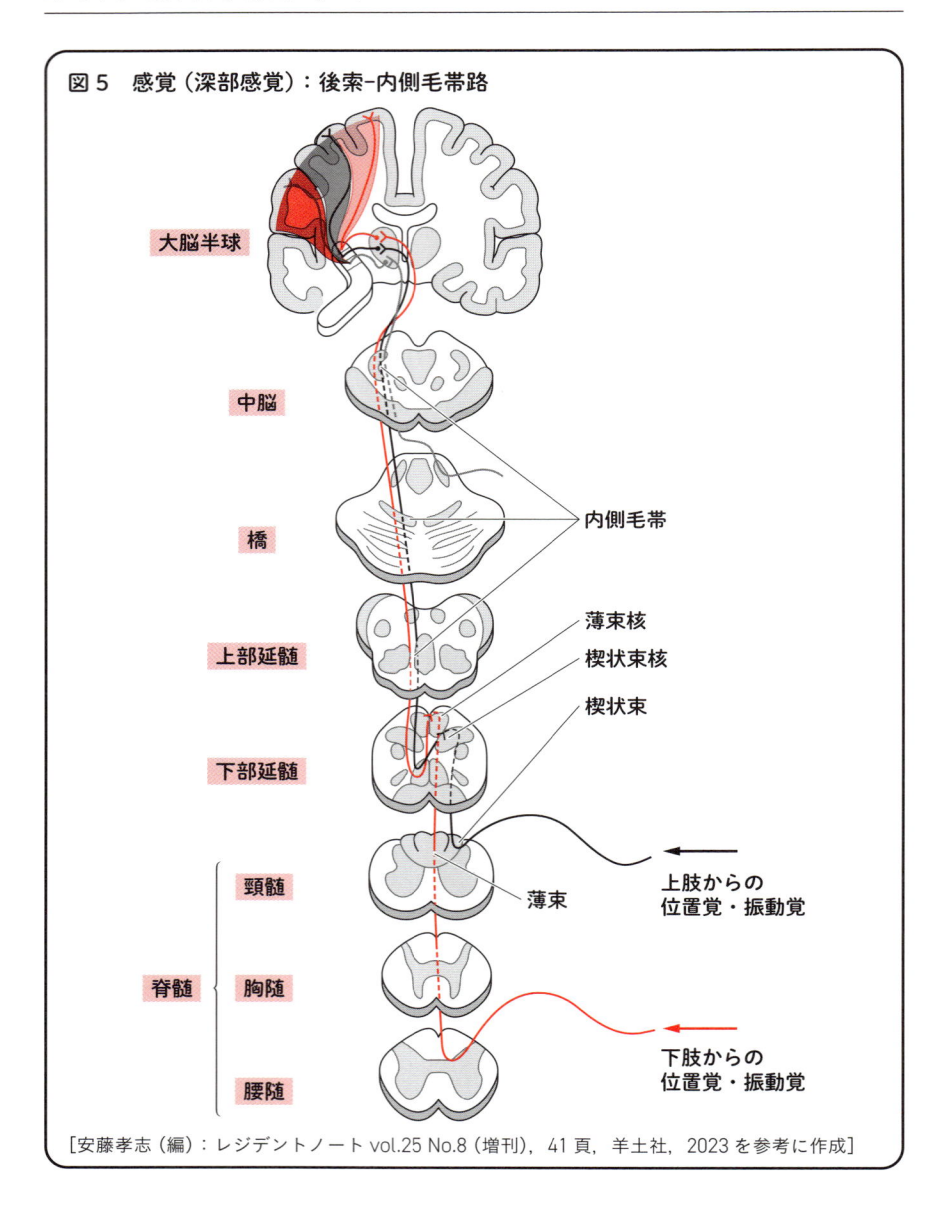

[安藤孝志（編）：レジデントノート vol.25 No.8（増刊），41 頁，羊土社，2023 を参考に作成]

関節などの受容器からの情報は，脊髄後根に入り，ニューロンを替えずに同側の後索を上行します．下肢からの情報は後索の内側部である薄束，上肢からの情報は外側部である楔状束を通っていきます．下部延髄の薄束核，楔状束核で

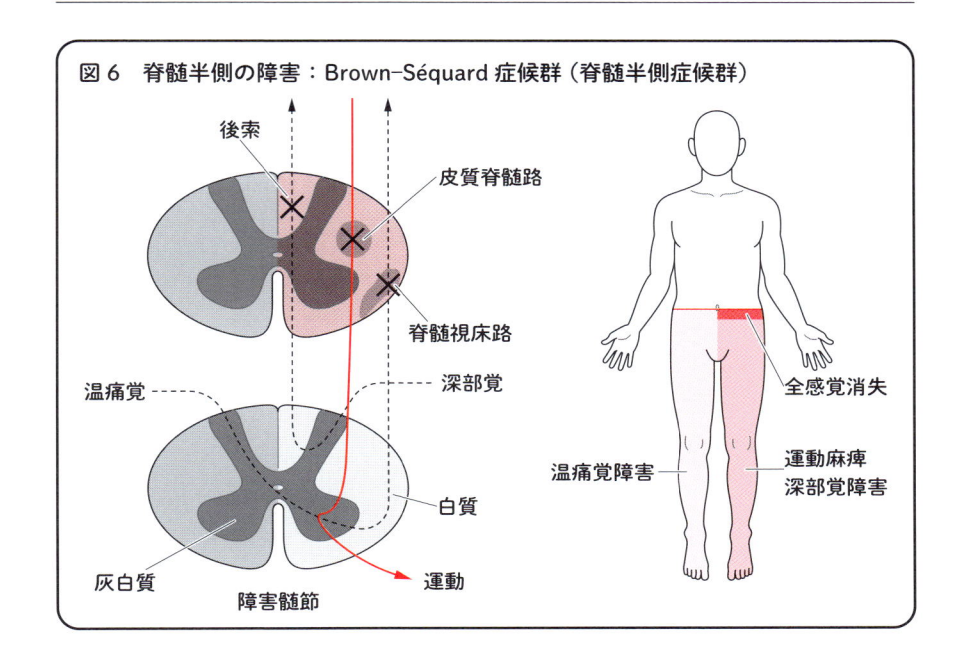

図6 脊髄半側の障害：Brown-Séquard症候群（脊髄半側症候群）

ニューロンを替え，二次ニューロンは下部延髄で交叉して対側の内側毛帯を通って視床に至ります．視床で再度ニューロンを替えて感覚野に投射します．

　ポイントは同じ感覚でも温痛覚の求心路である脊髄視床路とは異なり，**後根から入った後にすぐに交叉せず，同側の後索を上行する**という点です．

脊髄半側の障害：Brown-Séquard症候群

　それでは，ここまでの神経解剖の知識をもとに，図6のように脊髄の半側が障害された場合を考えてみます．運動の経路である皮質脊髄路，深部感覚の経路である後索-内側毛帯路が半側（ここでは左側）で障害されるため，障害されたレベル以下で左側の運動麻痺と深部覚障害を生じます．温痛覚の経路である脊髄視床路は，反対側から入力し，各レベルで交叉して上行してきた線維が障害されるため，障害された側の反対側（ここでは右側）で障害されたレベル以下に温痛覚障害を生じます．障害されたレベルでは左側の灰白質部分も障害されているため，左側の後根から入力された感覚神経も障害されます．このため，障害されたレベルでは帯状に全感覚消失がみられることがあります．このような状態を**Brown-Séquard症候群**と呼びます．

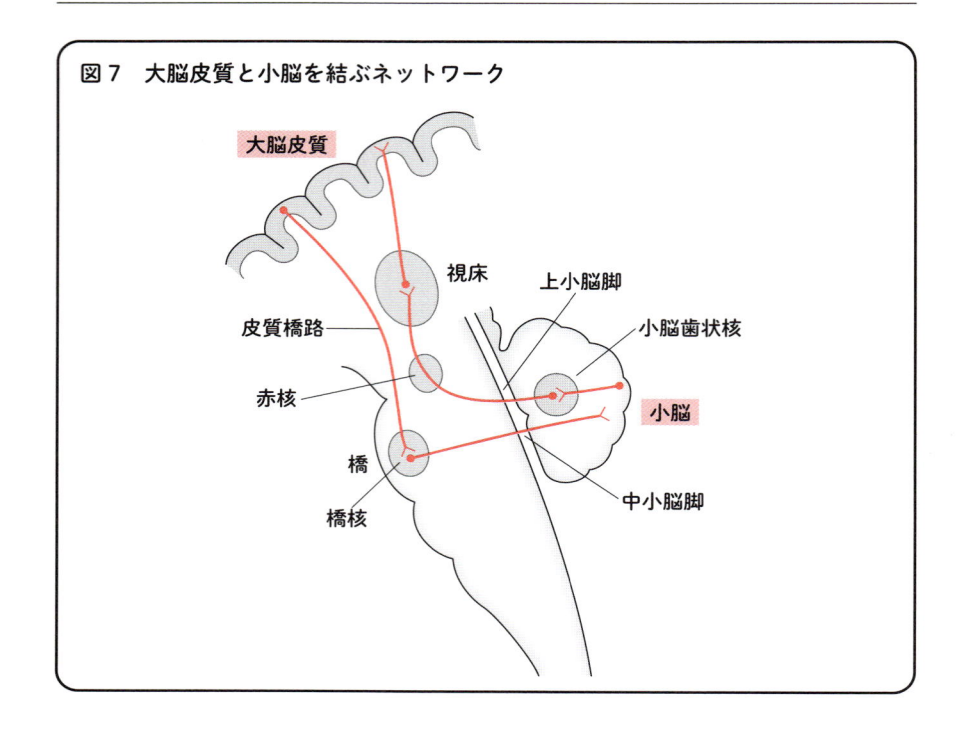

図7 大脳皮質と小脳を結ぶネットワーク

⌐−4：小脳系・錐体外路系

小脳系

　図7は大脳皮質と小脳を結ぶネットワークを示しています．大脳皮質とくに前頭葉からの入力は，皮質橋路として同側橋底部の橋核に達します．橋核から出たニューロンは，交叉して橋横走線維として中小脳脚を通り，反対側の小脳半球皮質に達します．逆に小脳から大脳皮質への出力は主に小脳歯状核に発し，歯状核視床路として上小脳脚を通り，中脳下部で交叉して対側の赤核を通過，対側視床を介して大脳皮質に投射します．このように，大脳皮質と小脳を結ぶネットワークは，入力・出力ともに脳幹で1回交叉しますので，一側の小脳半球は反対側の運動皮質と密接に関連することになります．このため，**一側の小脳半球が障害された場合，同側の上下肢に運動失調が起こります**（たとえば，左小脳半球病変では，左側に運動失調をきたす）．

錐体外路系

　錐体路や小脳系以外に，スムーズな随意運動を行うために，運動系を制御するシステムとして大脳基底核を中心とする**錐体外路系**があります．尾状核と被殻（あわせて線条体），淡蒼球といった主要な神経核に加えて，視床や視床下核，黒質や赤核が関与するシステムになります．同側の運動皮質と密接に関連するため，**一側の錐体外路系が障害された場合，通常は対側のパーキンソニズムが起こります**（たとえば，左の線条体病変では，右側にパーキンソニズムをきたす）．

文献

1) 幸原伸夫（翻訳）：ビジュアルガイド　末梢神経と筋のみかた，46頁，診断と治療社，2016

：神経診察による部位診断

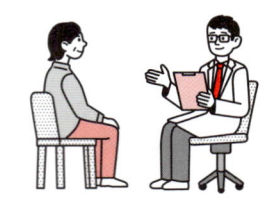

> ・病歴聴取と神経診察は"行きつ戻りつ"して完成する
> ・神経診察の所見は，観察したままを記載する

2-D (p.21-22) で，「病歴聴取が正しく，十全に行われると，病歴聴取のみから部位診断も可能」と記載しましたが，病歴はいつも十全に聴取できるとはかぎりません．医師の closed question に対して，実際と少しずれがあった場合でも，「違う」とは言い出せない患者さんも多いようです．時系列に沿って，整理して病歴を話してくれる患者さんもいれば，ややマイペースに自身の話したい内容を話していく患者さんもいます．患者さんに難聴や精神症状，認知機能低下がある場合にも，十全な病歴聴取は難しくなってきます．そのため，病歴聴取で推定された部位診断が正しいのかどうか，**神経診察**という比較的客観的な方法で確認する必要があります．

　もし，神経診察から推定される部位診断が，病歴聴取から推定されたものと異なっていた場合には，診察の途中で，診察所見に矛盾しない病歴が得られるか closed question で再度確認していきます．このように，**病歴聴取と神経診察を"行きつ戻りつ"して，最終的な部位診断が行われていく**ことになります．この点について，ローレンス・ティアニー先生も著書のなかで，「病歴，身体診察，仮説，鑑別診断という一連の流れは，終始一貫しているように思われるかもしれません．しかし，実際に患者を診察する場面においては，しばしばそれらが入りくんでいるように見受けられます」と述べています[1]．椿忠雄先生も「問診は診察のはじめだけに行うのではなく，診察の途中にも随時会話をして，情報を深めるのがよいと思う．むしろ，それによりほんとうの供述がえられるように思われる」と述べています[2]．

　さらに言えば，診察室に患者さんが入室するところから神経診察がはじまっ

ています．入室する際の歩行の様子を観察することは，歩行の診察にほかなりません．また病歴聴取を行っている最中にも，患者さんの瞬目の頻度，表情，構音障害や不随意運動の有無などを観察することができます．繰り返しになりますが，病歴聴取が終わったら神経診察という一方向の流れではなく，**病歴聴取と神経診察を"行きつ戻りつ"して，正確な部位診断が完成**していきます．

（ 神経診察のコツ ）

正確な部位診断を行うためには，神経診察の手技に習熟している必要があります．また，得られた所見を正しく解釈する必要もあります．初学者のうちはなかなか難しいところがあるかもしれません．執筆時点で脳神経内科医としての私の経験は16年目になるものの，自分の神経診察の手技はまだまだ未熟で，「あれっ，これ何だろう？」という所見が観察されて，解釈に迷うこともしばしばです．ましてや初学者であれば，所見の解釈が悩ましいときには，**観察された所見を，まず観察したままに記載することが重要**と思います．そうすれば，カルテをみた上級医が助言をくれるかもしれません．症状に変化があって所見を比較したいときにも，役立つかもしれません．後で振り返って「この所見はこんな意味があったのか」とわかる可能性もあります．時間が許せば，そして患者さんの同意が得られれば（個人情報流出のリスクに留意して管理できるなら），所見をビデオ撮影しておくのも役に立ちます．

観察したままに記載することが役に立った症例を以下に示します．

CASE 1 　上半身のふるえが出現した 60 歳代男性

60 歳代男性で，ある日の朝食後から上半身を中心にふるえが出現しました．翌日になっても症状が持続するということで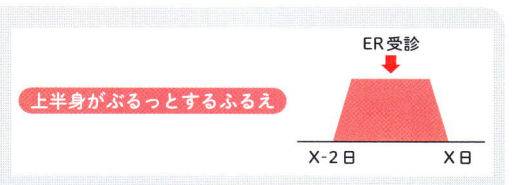
救急外来を受診し，頭部 CT や MRI で原因となるような異常が同定されず，日中に脳神経内科受診を指示されて帰宅しています．

発症から2日後に外来で自分が診察したときには症状は消失していました．患者さんにうかがうと，患者さんの言うところの「ふるえ」は，具体的には「上

半身がぶるっと身ぶるいするような」不随意運動で，1 分ほど連続してみられて一旦消失し，しばらくするとまた 1 分程度連続してみられていたということでした．連続して出現している間のリズムは一定でなく，不規則だったと思うと話していました．

　前日の救急外来受診時における不随意運動の様子について細かな記載はありませんでしたが，（いわゆる）上肢 Barré 試験について，「所見をとっているときに不随意運動が出現，上肢が瞬間的に保持できずがくっと落ちてしまう」という記載がありました．この記載から asterixis（陰性ミオクローヌス）が存在していたことが示唆され，患者さんの年齢，2 日程度で自然消失していることなどとあわせて，transient myoclonic state with asterixis と診断しました（**COLUMN 5** 参照）．

文献

1) ローレンス・ティアニーほか：ティアニー先生の診断入門，第 2 版，3 頁，医学書院，2011
2) 椿　忠雄：神経学とともにあゆんだ道，第一集，椿壽子，16-18 頁，医学書院，1988

COLUMN 5   transient myoclonic state with asterixis

1992 年に橋本らにより，一過性にミオクローヌスと asterixis（陰性ミオクローヌス）を呈した高齢者 7 例（発症年齢 63〜82 歳）が，"transient myoclonic state with asterixis" として報告されています[i]．ミオクローヌスと asterixis 以外に明らかな意識障害や局所神経症候を認めない，ジアゼパムやクロナゼパム投与あるいは自然経過にて通常 2〜3 日程度で改善する，ミオクローヌスは顔面や頸部，上肢にみられやすく，動作によりやや増強されるといった特徴が示されています．その後も同様の病態が報告されており，asterixis を伴わない症例もあるということで "transient myoclonic state in the elderly" や "isolated transient myoclonus in the elderly" とも言及されています[ii-iii]．全例ではないものの，感冒や尿路感染症，肺炎などを契機に発症する例があります．

本文に記載した自験例のように，"身ぶるい" に似た様相を呈する症例も報告されています[iv]．日本からの報告が多く，実際に地域の総合病院で勤務していると年に 1，2 例は経験する印象がありますので，知っておいたほうがよい病態と思われます．

文献 i）Hashimoto S, et al：Transient myoclonic state with asterixis in elderly patients：a new syndrome？ J Neurol Sci **109**（2）：132-139, 1992

ii）Hiraga A, et al：Isolated transient myoclonus in the elderly：An under-recognized condition？ Clin Neurol Neurosurg **117**：51-54, 2014

iii）Doden T, et al：Clinical characteristics and etiology of transient myoclonic state in the elderly. Clin Neurol Neurosurg **139**：192-198, 2015

iv）根来 清ほか：高齢者に見られる良性一過性身ぶるい様不随意運動の臨床的検討. 臨床神経 **34**（11）：1153-1156, 1994

3

＋αとして
上手に画像を役立てる

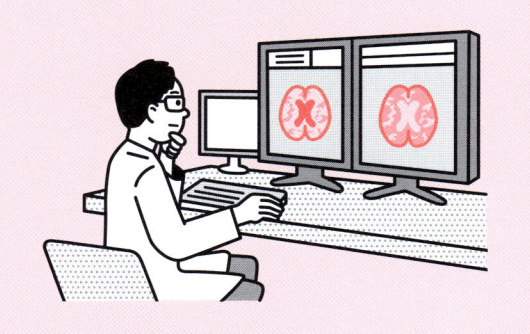

：病歴聴取と神経診察では得られない画像の役割

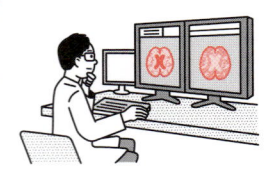

> **画像の役割＝**
> ・推定した部位診断が正しかったか確認できる
> ・疾患の背景にある病態や病理が推測できる
> ・無症候性病変を検出し，診断に役立てられる
> ・疾患に特異的な所見が得られ，診断に直結することがある

　ここまで病歴聴取と神経診察による，古典的な診断推論法についてお話ししてきました．ここでは，病歴聴取と神経診察では得られにくい画像の役割，メリットについて概説していきます．

　まず1つ目の役割として，**病歴聴取と神経診察から推定された部位診断の確認**があげられます．画像で病変が確認できることにより，推定した部位診断の裏付けができます．推定した部位と異なる部位に病変がみられた場合，その病変から予想される症候について，再度，病歴聴取や神経診察を確認してみるということも可能です．

　2つ目の役割として，**疾患の背景にある病態や病理を推測できる**ことがあります．病歴聴取と神経診察による古典的な診断推論法では，病因診断（疾患カテゴリーの推測）は病歴聴取から得られる「症状の経過」のみから判断することになります．十全な病歴聴取が困難な症例では，この疾患カテゴリーの推測が難しくなってしまうことがあり，画像による病変の背景に存在する病態・病理の推測が，診断に寄与する可能性があります．

　3つ目の役割としては，**無症候性病変の検出**があげられます．病変が存在しても，その部位によっては症候として表にあらわれてこないことがあります．こうした無症候性病変の分布や形状が，診断の補助となる場合があります（もちろん，だからといって全例にあちこちの MRI の撮像を勧めるわけではない

ですが）．

　最後に，稀ではありますが，**画像から疾患に特異的な所見が得られ，診断に直結すること**もあります．こうした疾患に特異的な所見に関する知識があると，なかなか診断のつかない患者さんを画像所見からパッと診断できる場合や，たくさんの検査を行って患者さんに負担をかけることなく速やかに診断できる場合があります．

　1つ目の役割については，「**4. 様々な主訴から実際に診断する**」の症例提示のところ（p.115～）でその実例を示していますので，参照してみてください．次項から，それ以外の役割について具体的に解説していきます．

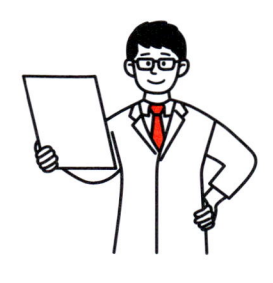

B：画像で疾患の背景にある病態や病理を推測する

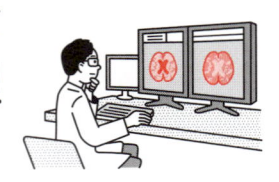

B－1：頭部 MRI の基本をおさえる

- 基本的な撮像法の特性（どのような病態や病理で，どのような信号になるか）をわかっていると，疾患の背景にある病態や病理が推測できる
- 病歴聴取からの疾患カテゴリーの推測が難しい症例では，画像からの病態や病理の推測がとくに役立つ

　まず，頭部 MRI の基本的な撮像法，MRI 検査の禁忌や注意点について解説してから，本論に入っていきます．脳神経内科医は，MRI の原理や，各撮像法の原理について詳しく知らなくても，「この目的のときはこの撮像法で撮像したほうがよい」とか，「この撮像法でこんな見え方をするとき，背景の病態はこうだろう」とか，実際的な利用法や撮像法の特性がわかっていれば，まずはよいだろうと考えています（もちろん原理もわかっていたほうがよいのでしょうが）．安全のため，MRI の禁忌は知っておく必要があると思います．日々の暮らしで使用している電子レンジにたとえれば，電子レンジの原理がよくわかっていなくても，冷凍ご飯を温めるには，どれを選んでからスタートを押せばよいかわかっていれば，温かいご飯を食べることができます．「耐熱性のないガラス容器は使わない」などの，安全な正しい使い方は知っておく必要があります．

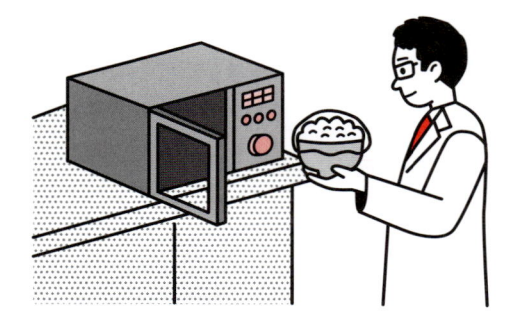

表1　頭部 MRI の基本的な撮像法の特徴と得られる信号変化

撮像法	撮像法の特徴	信号変化
T2 強調像	基本の撮像法	多くの病変は高信号 白質より灰白質が高信号
FLAIR 像	水の信号を抑制するため脳室や脳表に接した病変を認識しやすい	多くの病変は高信号 白質より灰白質が高信号
T1 強調像	形態をみるのに適しており，萎縮の程度や分布を評価するのに有用	多くの病変は低信号 灰白質より白質が高信号
T2*強調像	磁化率の変化に鋭敏	出血などの鉄沈着，石灰化が低信号
磁化率強調像	磁化率の変化に極めて鋭敏	静脈，出血などの鉄沈着，石灰化が低信号

図1　基本的な撮像法により得られた画像（T2 強調像，FLAIR 像，T1 強調像）

T2 強調像　　　FLAIR 像　　　T1 強調像

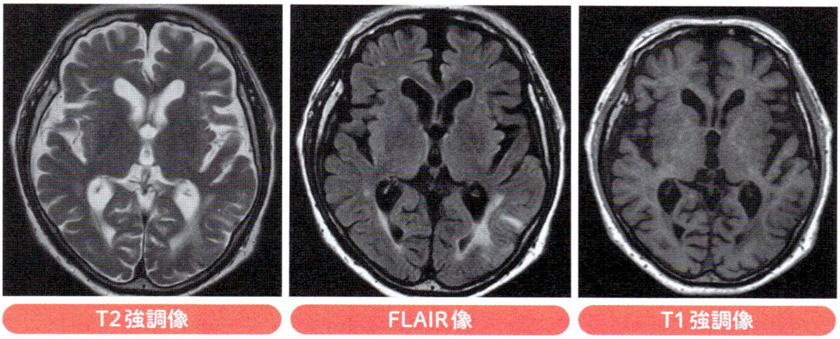

FLAIR 像では脳室に接する病変が，T2 強調像よりも認識しやすい.

　頭部 MRI で用いられることの多い基本的な撮像法について**表1**にまとめています．つづいて，**図1**に T2 強調像，FLAIR 像，T1 強調像を並べています．

T2 強調像

　T2 強調像が，最もよく使用される基本的な撮像法です．水分を多く含んだ組織が高信号（白っぽく見える）に描出されるため，脳脊髄液が存在する脳室内や眼球の硝子体内は高信号となります．**一般的に，病変部には水分が多いため，T2 強調像で高信号を呈することが多い**です．

図2　矢状断像や冠状断像による形態の評価

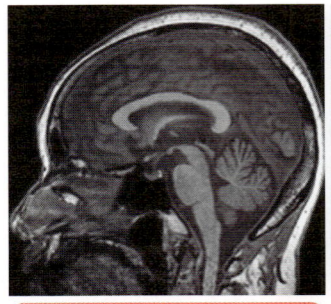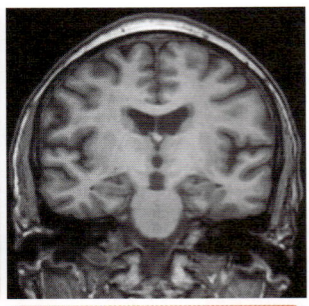

| T1 強調矢状断像 | T1 強調冠状断像 |

矢状断では，脳梁や脳幹部の形態や萎縮を評価しやすい．冠状断では海馬や海馬傍回など側頭葉内側構造の形態や萎縮を評価しやすい．

FLAIR 像

　FLAIR 像は液体（自由水に近い脳脊髄液など）の信号を抑制した撮像法で，水に接した病変が認識しやすくなります．具体的には**図1**のように，脳室や脳表に接した病変がわかりやすくなります．

T1 強調像

　T1 強調像は，形態をみるのに適した撮像法であり，変性疾患で萎縮の程度や分布を評価する際に有用となります．髄鞘を多く有する白質が灰白質と比較してやや高信号となっていて，灰白質がやや高信号となる T2 強調像とは逆のコントラストになっています．グラディエントエコー法による薄いスライス厚の3次元 T1 強調像を撮像すると，再構成による横断像，矢状断像，冠状断像など多方向からの評価が可能となります．**実際の臨床場面では，矢状断像は脳幹や小脳虫部の萎縮評価に，冠状断像は側頭葉内側部や小脳半球の萎縮評価に用いることが多いです**（**図2**）．3次元 T1 強調像を撮像しておくと，voxel-based specific regional analysis system for Alzheimer's disease (VSRAD®) の利用や，voxel-based morphometry を用いた画像解析も可能となります．

　先述したように，一般的に病変部には水分が多く，T2 強調像で高信号，T1 強調像で低信号（黒っぽく見える）を呈することが多くなります．逆に T2 強調像で低信号となるものとして，急性期や慢性期の出血/血腫，石灰化，線維化，空気，鉄や微量元素，粘液や高蛋白成分，ある程度の流速のある血管内

> **表 2　T2 強調像で低信号となるもの，T1 強調像で高信号となるもの**
>
> | T2 強調像で低信号 | T1 強調像で高信号 |
> | --- | --- |
> | ・急性期や慢性期の出血/血腫 | ・脂肪 |
> | ・石灰化，線維化 | ・亜急性期の出血（メトヘモグロビン） |
> | ・空気 | ・常磁性体（ガドリニウム，マンガン， |
> | ・鉄や微量元素 | 　メラニン） |
> | ・粘液や高蛋白成分 | ・粘稠度の高い液体 |
> | ・ある程度の流速のある血管内（flow | ・淡い石灰化 |
> | 　void） | |

> **図 3　基本的な撮像法により得られた画像（T2*強調像，磁化率強調像）**
>
>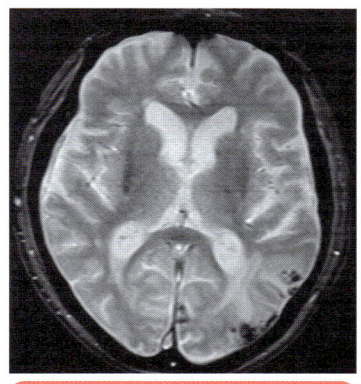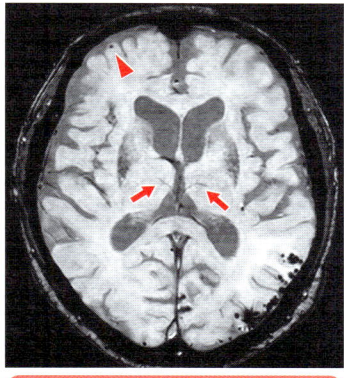
>
>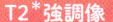
>
> T2*強調像で左側頭葉の皮質，皮質下に低信号スポットを認め，微小出血と考えられる．磁化率強調像（susceptibility-weighted imaging：SWI）のほうが左側頭葉でもより多数の病変が描出されるほか，右前頭葉の皮質下（矢頭）の微小出血も検出されている．SWI では静脈（矢印）が低信号として描出されている．

（flow void）があげられます（**表2**）．T1 強調像で高信号となるものとして，脂肪，亜急性期の出血（メトヘモグロビン），常磁性体（ガドリニウム，マンガン，メラニンなど），粘稠度の高い液体，淡い石灰化があげられます（**表2**）．

（ T2*強調像，磁化率強調像（SWI） ）

　T2*強調像および磁化率強調像（susceptibility-weighted imaging：SWI）は磁化率の変化を鋭敏に反映し，出血などの鉄沈着，石灰化が低信号として描出されます．実臨床では，微小な出血性病変の検出にとくに有効です（**図3**）．

表3　MRI が禁忌になる・注意が必要な例

禁忌・注意が必要な項目	理由・リスク	対応策
心臓ペースメーカー・植え込み式除細動器，人工内耳，脳深部刺激装置，可動型義眼（磁力で装着）	誤作動や故障による身体への悪影響	禁忌（装置によっては条件付きで対応可能な場合もあるが，事前調整が必要）
眼球内に金属異物がある場合	磁力により失明のリスク	禁忌
体内金属（脳動脈クリップ・ステントなど）	牽引や脱落，発熱による火傷のリスク	材質（非磁性体かどうか）や時期を確認し，対応可能か検討[*1]
入れ墨・タトゥー・アートメイク	着色成分に含まれる鉄分により火傷や色落ちのリスク	メリットとリスクを天秤にかけ，患者さんの同意を得る
妊娠中の患者さん	胎児への安全性が確立していない	施行時期やメリット・リスクを相談し，慎重に判断
全身状態が不安定な患者さん	長時間の閉所での検査[*2]に耐えられない可能性がある	全身状態を安定させてから検査をするのか，検査自体の緊急性と併せて検討
閉所恐怖症の患者さん	閉所での検査に対する不安や恐怖が強い	声掛けや薬剤による鎮静，場合によっては強力な鎮静が必要

＊1：体内インプラントの添付文書の検索・確認，留置した施設への問い合わせを行う．
＊2：MRI では CT よりも長い時間，閉所で検査する必要がある．

SWI のほうが磁化率の変化により鋭敏となるため，図3のように T2*強調像よりも高感度に微小出血が検出できるほか，静脈血中のデオキシヘモグロビンを反映して静脈が低信号に描出されるため，造影剤を使用しなくても developmental venous anomaly のような静脈奇形の描出も可能となります．一方で T2*強調像よりも撮像時間が長くなり，体動による画質低下がみられやすいという欠点があります．

MRI の禁忌・注意が必要な場合

　MRI が禁忌となる・注意が必要な場合を表3に示します．このような場合には，**MRI 検査施行によるメリットとリスクを天秤にかけて，患者さんの同意を得る必要があります**．多くの施設では，検査時に問診票などを用いた

チェックがされていますが，検査オーダー時にあらかじめ確認し，患者さんと相談できていると検査がスムーズになると思われます．その他にも，カツラやウイッグ，増毛パウダー，化粧や経皮吸収型貼付薬などにも鉄などの金属成分が含まれていることがあります．こうした着脱可能なものについては，あらかじめ外しておけるよう検査の説明書に記載がなされていることが一般的です．

　一方で，すべての患者さんが事前に説明書をきちんと読んで準備してくれるとはかぎりません．実際に自分の患者さんでも，MRI 検査時に増毛パウダーを使用していることが発覚し（外来では気づかなかった），その場ですべて落とすことが難しかったため予約取り直しとなった方がいました．臨床現場では時間的制約もあると思いますが，**「思わぬことが検査の支障になることがあるから，よく読んでおいてください」などと MRI 検査の説明書を渡すときに声かけしておくくらいでも，多少の効果はありそうです**．

B-2：画像から推理する

　画像で疾患の背景となる病態や病理が推測できる，ということについて症例提示を交えて，説明していきます．

CASE 1　不随意運動と小脳性運動失調を呈した 40 歳代の女性

　40 歳代女性で，不随意運動と小脳性運動失調の原因精査のため，入院しています．本人の不随意運動に対する病識が乏しいことや，軽度の認知機能障害の影響か，詳細な病歴聴取が難しいとこ

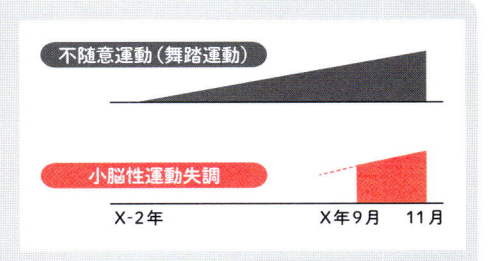

ろがありました．また，普段から付き合いのある血縁者がおらず，独居のため，周囲の人からの病歴聴取も困難でした．

病歴聴取
　何とか聴取できた範囲では，2 年ほど前から徐々に，意図せずに体が動いて

図4 40歳代女性例における小脳性運動失調の原因と思われる病変

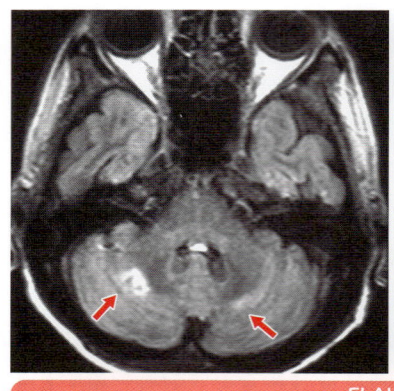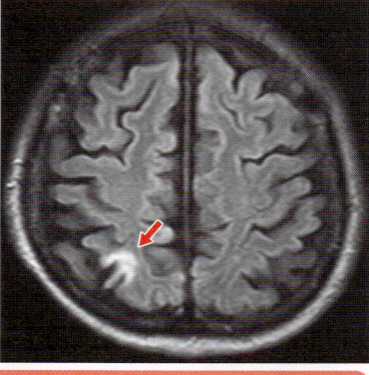

FLAIR像

両側小脳半球や右頭頂葉に多発する高信号病変を認める.

しまう様子がみられているということでした．また，正確にいつからかわからないものの，少なくとも入院の2ヵ月前には呂律がまわりにくい様子が観察されていました．父親に似たような不随意な動きがみられていたということですが，病院を受診していたのか，何と診断されていたのかなどは不明でした．入院後に診察すると，舞踏運動と小脳性運動失調を認めました．

　40歳代という比較的若年の患者さんであり，**オッカムのかみそり（Occam's razor）**＊を適応すると，2年の経過で慢性進行性となっていること，父親に類症があることから，舞踏運動と小脳性運動失調を呈するような遺伝性変性疾患を考えるのが妥当と思われます．

（ 画像診断 ）

　ところが頭部MRIをみてみると，両側小脳半球を含んで多発するFLAIR高信号病変（図4）と，両側線条体の萎縮（図5）という性状の異なる所見が観察

＊ **オッカムのかみそり（Occam's razor）**：自然現象において，1つの原因は観察されるすべての事象の源であるという視点に基づく，「ある事柄を説明する際に，多くを仮定するべきではない」，「より単純なモデル，より少ない原因で説明できるのであれば，それを採用すべき」という中世のイギリスの哲学者であったオッカムの考え方・格言のこと．診断においては，50歳以下のような比較的若い患者さんの診断に適応しやすいとされている[1,2]．

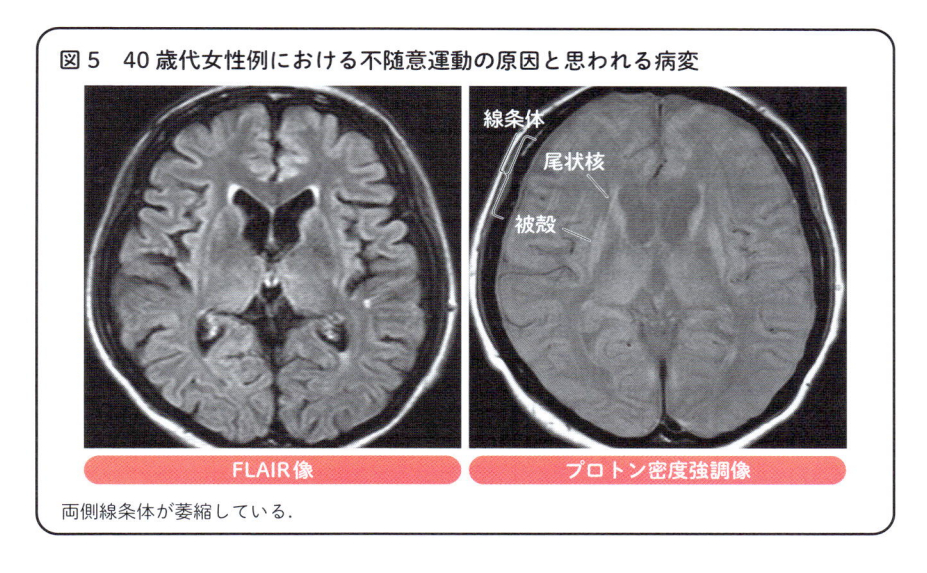

図5　40歳代女性例における不随意運動の原因と思われる病変

線条体
尾状核
被殻

FLAIR像　　　　プロトン密度強調像

両側線条体が萎縮している.

されます．多発病変（**図4**）は，この画像のみで確定的なことは言えませんが，頻度からまずは陳旧性梗塞を考え，小脳性運動失調の原因となっていると推測しました．動脈硬化のリスクファクターが乏しい40歳代の女性ということで，若年性梗塞の原因となる病態の精査を行ったところ，抗リン脂質抗体症候群の診断に至りました．

　一方で，両側線条体萎縮（**図5**）は，舞踏運動の原因となっていると考えられました．萎縮は慢性進行性の神経細胞脱落を反映することが多く，父に類症があったこととあわせて，舞踏運動をきたす遺伝性変性疾患を鑑別にあげます．頻度が最も高いハンチントン（Huntington）病について，遺伝カウンセリング後に遺伝学的解析を行い，ハンチントン病の診断に至りました．

　頭部MRIから2種類の異なった病態が存在することが推定され，実際に2つの異なった病態/疾患が診断しえた症例です．このように，**病歴聴取が十全に行えないような症例では，画像から病態や病理の推測を行うことが役立ってくる可能性があります**．

B-3：病変の信号変化から疾患の背景となる病態や病理を推測する

- 拡散強調像は，ADC マップとあわせて評価する
- 拡散強調像で高信号，ADC マップで ADC 値が低下している病変を認めたら，背景に水分子の拡散が低下するような病態（細胞性浮腫，粘稠度上昇，細胞密度上昇など）が推測できる

　MRI では撮像法によっては，病変の信号変化から疾患の背景となる病態や病理が推測できることがあります．拡散強調像（diffusion-weighted imaging）を例にとります．

拡散強調像

　拡散強調像では，水分子の拡散しやすさ（動きやすさ）をとらえられます．拡散以外に，傾斜磁場をかける前の撮像法（通常はエコープラナー法の T2 強調像）の影響も受けます．拡散強調像で高信号を呈するのは，水分子の拡散（動きやすさ）が低下している場合と，T2 強調像で高信号の場合で，両者がともにみられると著明な高信号になります[3]．そのため，**拡散強調像を評価する際には，水分子の拡散（動きやすさ）が低下しているかどうか，見かけの拡散係数（apparent diffusion coefficient：ADC）を画像化した ADC マップもあわせて見る必要があります**．

ADC マップ

　ADC 値は病変部と周囲で同程度であるものの，元画像の T2 強調像で病変部が周囲より高信号のために，拡散強調像で高信号となる（T2 shine-through）実例を提示します（**図 6**）．左放線冠付近に拡散強調で淡く高信号となる病変（矢印）を認めます．ADC マップでは ADC 値は低下しておらず，周囲と同程度ですが，元画像の T2 強調像（b＝0）では高信号となっています．ちなみにこの，通常エコープラナー法で撮像される元画像の T2 強調像（b＝0）は，$T2^*$ 強調像に近い画像となるため，$T2^*$ 強調像を撮像していないが可能なかぎり出血の評価をしたいという場合にも参考になります．

　拡散強調像で周囲よりも高信号で，ADC マップでは周囲よりも ADC 値が

図6　T2 shine-through により拡散強調像で高信号病変を呈した例

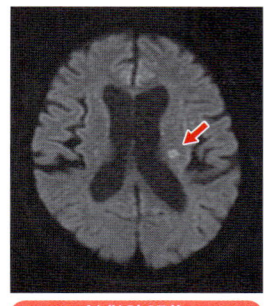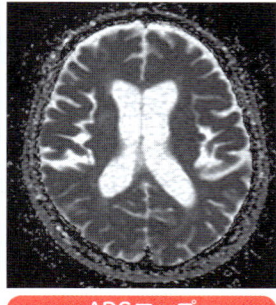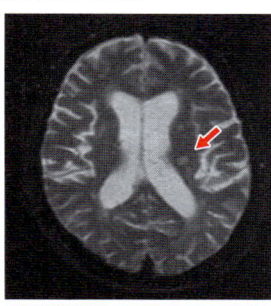

拡散強調像　　　ADCマップ　　　T2強調像（b＝0）

左放線冠付近に拡散強調像で淡く高信号となる病変（矢印）がみられるが，ADCマップでは ADC値が低値になっていない．元のT2強調像（b＝0）では高信号となっており，T2 shine-through と考える．

低下しているという場合，水分子の拡散（動きやすさ）が低下していると考えられ，主に以下の3つの病態が想起されます．

①細胞性浮腫：脳梗塞急性期など
②粘稠度の上昇：脳膿瘍など
③細胞密度の上昇：悪性リンパ腫など

　このほかにも，拡散強調像で高信号，ADCマップで低信号（ADC値が低下）となる病態はありますが，細かくなりすぎるのでここでは割愛します．上述した3つの病態のシェーマが**図7**です．実際の細かな組織の様相とは異なる部分があると思います．水分子の拡散が低下する病態を，おおざっぱに理解するためのものと考えてください．それぞれの病態を具体的にみていきます．

脳梗塞急性期：細胞性浮腫

　まずは脳梗塞急性期の画像です．ある日の朝7時頃に右半身の違和感と力の入りにくさ，呂律のまわりにくさが出現したため，午前10時頃に頭部MRI画像が撮像され（**図8**），左視床膝状体動脈領域と思われる部位に，拡散強調像で高信号，ADCマップでADC値が低下している病変を認め，脳梗塞と診断された症例です．

　脳梗塞が起こると，虚血によってエネルギーの供給が絶たれるために，細胞

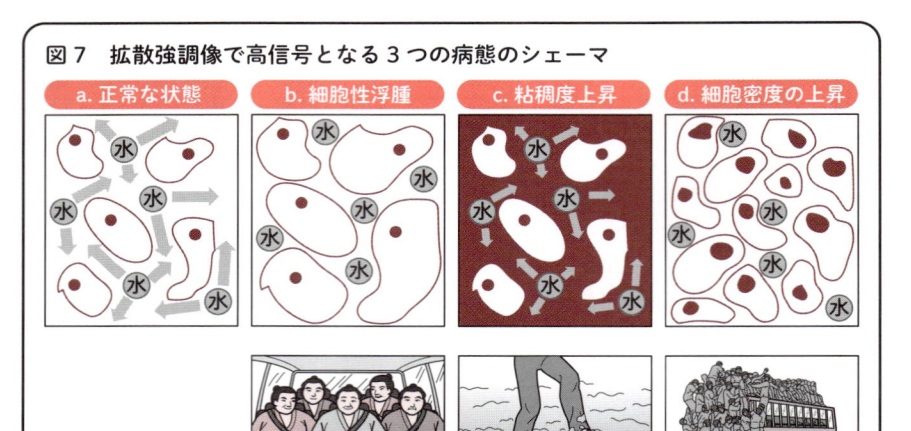

図7　拡散強調像で高信号となる3つの病態のシェーマ

a. 正常な状態 | b. 細胞性浮腫 | c. 粘稠度上昇 | d. 細胞密度の上昇

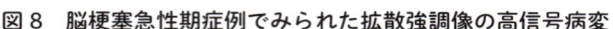

図8　脳梗塞急性期症例でみられた拡散強調像の高信号病変

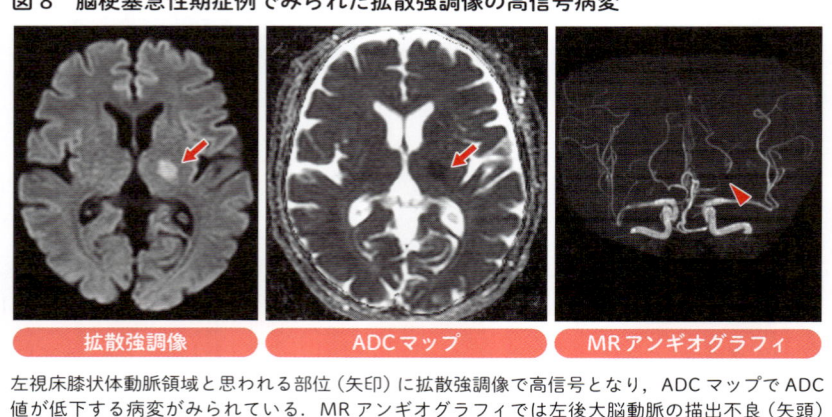

拡散強調像 | ADCマップ | MRアンギオグラフィ

左視床膝状体動脈領域と思われる部位（矢印）に拡散強調像で高信号となり，ADCマップでADC値が低下する病変がみられている．MRアンギオグラフィでは左後大脳動脈の描出不良（矢頭）が認められる．

膜にある Na-K ポンプ機能が停止して，細胞外から細胞内への水の移動が起こり細胞性浮腫の状態となります．浮腫により細胞が腫大すると，細胞外腔の水分子が動きにくくなる（**図7b**），つまり拡散が低下するため，拡散強調像で高信号となり，ADC マップで ADC 値が低下します．**拡散強調像では，発症1時間以内の超急性期脳梗塞の検出も可能であり，発症早期の脳梗塞病変の検出に優れています**．小さな病変，とくに脳幹部のものでは高信号化するまでに少

> **図9 脳膿瘍症例でみられた拡散強調像の高信号病変**
>
>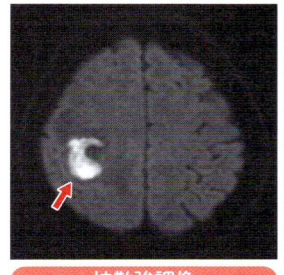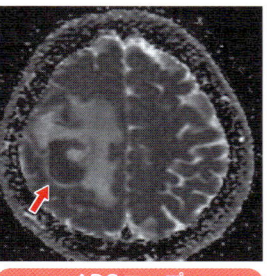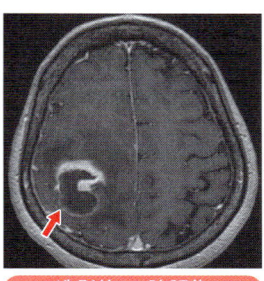
>
> | 拡散強調像 | ADCマップ | 造影後T1強調像 |
> |:---:|:---:|:---:|
>
> 右大脳半球に拡散強調像で高信号となり，ADCマップでADC値が低下している病変（矢印）が
> みられており，周囲に浮腫と思われる変化を伴っている．造影後T1強調像では辺縁部にリング
> 状の造影増強効果がみられる（矢印）．

し時間がかかることもある点に注意が必要です．

脳膿瘍：粘稠度の上昇

　続いて，脳膿瘍の画像です．1週間の経過で頭痛と左片麻痺がみられている
ということで，頭部MRI画像が撮像された症例です（図9）．右大脳半球に，
拡散強調像で高信号，ADCマップでADC値が低下している病変が認められ，
周囲に浮腫と思われる変化を伴っています．造影後T1強調像では，拡散強調
像で高信号となる病変の辺縁部にリング状の造影増強効果がみられ，脳膿瘍と
診断しています．**脳膿瘍では，液化した壊死腔内容物の粘稠度上昇により，水
分子が動きにくくなる**（図7c），**つまり拡散が低下するため，拡散強調像で高
信号となり，ADCマップでADC値が低下します．**

悪性リンパ腫：細胞密度の上昇

　最後に，悪性リンパ腫の画像です．約1ヵ月の経過で左不全片麻痺をきた
し，頭部MRI画像が撮像された症例です（図10）．右基底核を中心に，FLAIR
像で不均一な高信号となる病変がみられ，mass effectを伴っています（側脳
室が変形している）．病変は脳梁を介して対側へも進展しているようにみえま
す．病変内は部分的に拡散強調像で高信号，ADCマップではADC値が低下
しています．脳生検が行われ，びまん性大細胞型B細胞リンパ腫と診断され
ました．

悪性リンパ腫では，腫瘍内の細胞密度が非常に高くなることから細胞外腔の

図10　悪性リンパ腫症例でみられた拡散強調像の高信号病変

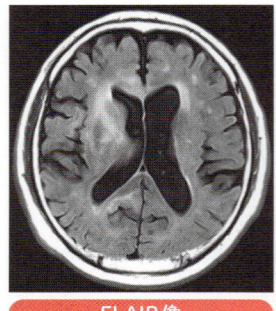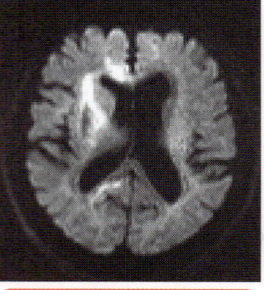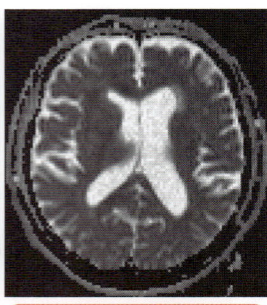

FLAIR像　　　　拡散強調像　　　　ADCマップ

右基底核を中心に FLAIR 像で不均一な高信号となる病変がみられ，mass effect を伴っている．病変は脳梁を介して対側にも広がっている．病変は部分的に拡散強調像で高信号となり，ADCマップで ADC 値が低下している．

水分子が動きにくくなる（図7d），つまり拡散が低下することがあります．こ のため病変が拡散強調像で高信号となり，ADC マップで ADC 値が低下するこ とや，頭部 CT でやや高吸収にみえる（白っぽく見える）ことがあり，他疾患 との鑑別の一助となりえます．

　このように，脳梗塞急性期では細胞性浮腫により，脳膿瘍では粘稠度上昇に より，悪性リンパ腫では細胞密度上昇により，**拡散強調像で高信号となり， ADC マップで ADC 値が低下**します．逆に言えば，頭部 MRI 画像の拡散強調 像で高信号となり，ADC マップで ADC 値が低下する病変をみた際には，背 景に水分子の拡散を低下させる（水分子を動きにくくさせる）ような病態や病 理があるのではと推測することが可能になります．

血管原性浮腫

　細胞性浮腫と異なる血管原性浮腫を呈する病態も提示します．血管原性浮腫 とは，血液から脳組織への物質の移行を制限する仕組みである血液脳関門の破 綻により，水やタンパク質，電解質が細胞外腔に貯留する状態で，細胞外の水 分子は拡散しやすくなります．

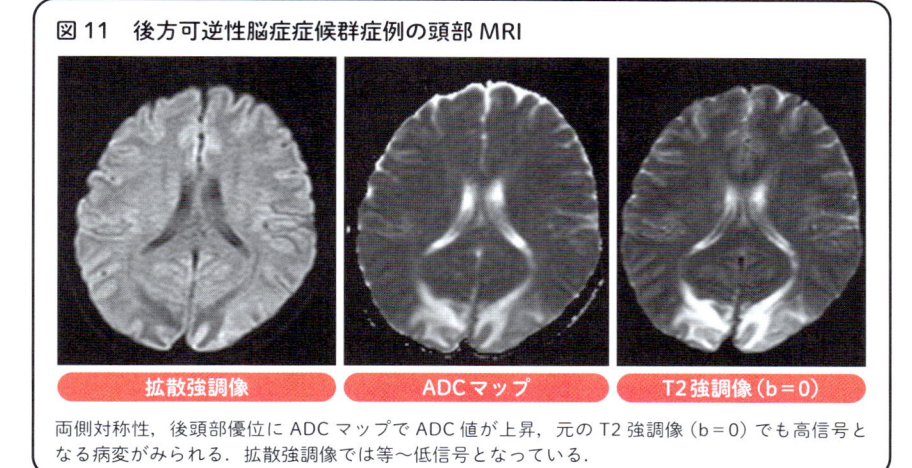

図11　後方可逆性脳症症候群症例の頭部 MRI

拡散強調像　　ADCマップ　　T2強調像（b＝0）

両側対称性，後頭部優位に ADC マップで ADC 値が上昇，元の T2 強調像（b＝0）でも高信号となる病変がみられる．拡散強調像では等～低信号となっている．

　急性リンパ性白血病で化学療法中に，全身痙攣をきたしたため頭部 MRI が撮像された症例です（**図11**）．両側対称性，後頭部優位に病変が認められますが，拡散強調像では高信号となっていません．ADC マップでは ADC 値が上昇しており，元画像の T2 強調像（b＝0）でも高信号となっています．

　血管原性浮腫に矛盾しない画像所見であり，経過と病変分布から可逆性後頭葉白質脳症（posterior reversible encephalopathy syndrome：PRES）と診断しています．PRES は，高血圧の急速な進行やサイトカインなどによる血管内皮障害により血管原性浮腫が引き起こされて発症する病態で，脳血管の自己調節能の低い後方循環系，とくに頭頂後頭葉に生じやすいのが特徴です．

文献

1）ローレンス・ティアニーほか：ティアニー先生の診断入門，第2版，14-15頁，医学書院，2011
2）岩田健太郎：構造と診断，54-55頁，医学書院，2012
3）青木茂樹：これでわかる拡散 MRI，第3版，21頁，秀潤社，2013

：無症候性病変を検出して診断に役立てる

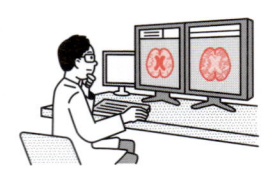

> ・ある疾患に特異度が高く（他の疾患でみられにくい），無症候でも観察されうるような特徴的画像所見を知っていると，診断に役立てられる

　画像で無症候性病変を検出することで，診断に役立てられる（ことがある）ということについて実例を交えてお話ししていきます．

CASE 1　急性経過で左下肢しびれを呈した 40 歳代女性

　40 歳代女性で，急性経過で左下肢しびれを呈しました．胸椎 MRI の T2 強調像で胸髄内に高信号病変を認めています（図1）.

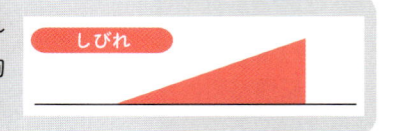

　暫定的に脊髄炎と診断していますが，脊髄炎の背景は多様です．視神経炎を疑うような過去のエピソードはなく，今回のエピソード以前にしびれや脱力などが出現したエピソードはありませんでしたが，頭部 MRI を撮像すると FLAIR 像で**楕円形の高信号病変（ovoid lesion）**が複数確認されました（図2）.矢状断では，長軸が側脳室壁に垂直な卵円形をとっていました．この頭部の無症候性病変の存在から多発性硬化症が疑われ，実際にこの患者さんはその後の臨床・画像経過で多発性硬化症の診断に至っています．**楕円形の病変（ovoid lesion）は円形の病巣に比較して，多発性硬化症に特徴的とされています**．多発性硬化症の脱髄斑が，静脈の走行に一致して静脈周囲に分布する傾向があるため，このような形をとりやすいと考えられています．

図1　CASE 1 の胸椎 MRI

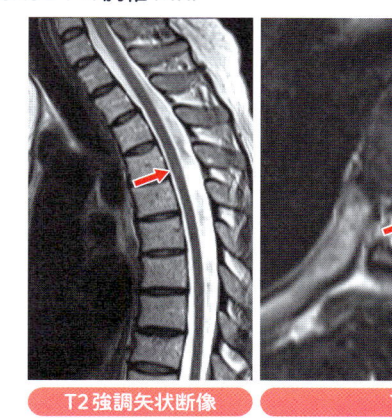

| T2強調矢状断像 | T2強調横断像 |

胸髄内に高信号病変がみられ，横断像では髄内の右よりに高信号を認める.

図2　CASE 1 の頭部 MRI

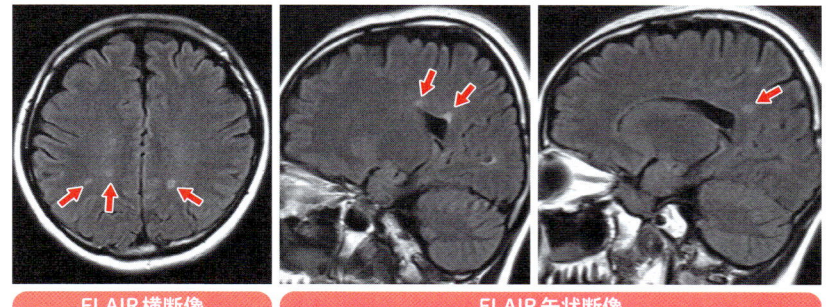

| FLAIR横断像 | FLAIR矢状断像 |

大脳白質に楕円形の高信号病変（ovoid lesion）が散在している（矢印）. 矢状断では，長軸が側脳室壁に垂直な卵円形をとっている病変がみられる.

CASE 2 亜急性経過で両下肢しびれ，ふらつき，尿・便失禁を呈した 60 歳代女性

60 歳代女性で，亜急性の経過で両下肢のしびれやふらつき，尿失禁，便失禁を呈しました．診察上は MMT4 程度の両下肢筋力低下，両下肢感覚障害（表在覚，深部覚ともに）を認め，深部腱反射は下肢で消失，排尿障害により，すでに尿道カテーテルを留置していました．

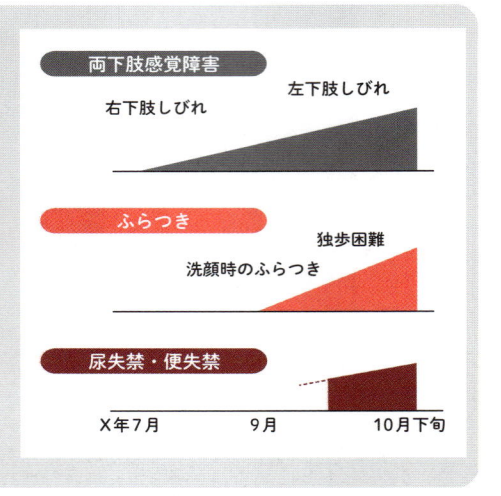

部位診断を脊髄円錐〜馬尾と考え，腰椎 MRI を撮像しています（**図 3**）．T2 強調矢状断像では脊髄円錐部を中心に髄内高信号病変を認め（**図 3a**），横断像では円錐部の病変に加えて，馬尾の太さが不ぞろいな様子がみられます（**図 3d, e**）．造影後 T1 強調像では，円錐部の病変に造影効果を認める（**図 3f-h**）とともに，馬尾の一部に造影効果がみられています（**図 3i, j**）．

意識清明で，とくに脳病変を示唆する症状や所見はみられませんでしたが，頭部 MRI を撮像したところ**橋に橋中心髄鞘崩壊症様の病変を認めています**（**図 4**）．可溶性インターロイキン 2 受容体上昇と肝脾腫の所見とあわせて血管内悪性リンパ腫症を疑い，ランダム皮膚生検により血管内大細胞型 B 細胞リンパ腫と診断しています．

本症例でみられたような**橋中心髄鞘崩壊症様の病変は，血管内悪性リンパ腫症において，しばしば認められることが報告され，小静脈への腫瘍細胞の浸潤によるうっ滞が推測されています**[1]．血管内にかぎらず，悪性リンパ腫においても同様の所見がみられ，化学療法後に改善がみられたという報告もみられます[2]．

図3　CASE 2 の腰椎 MRI

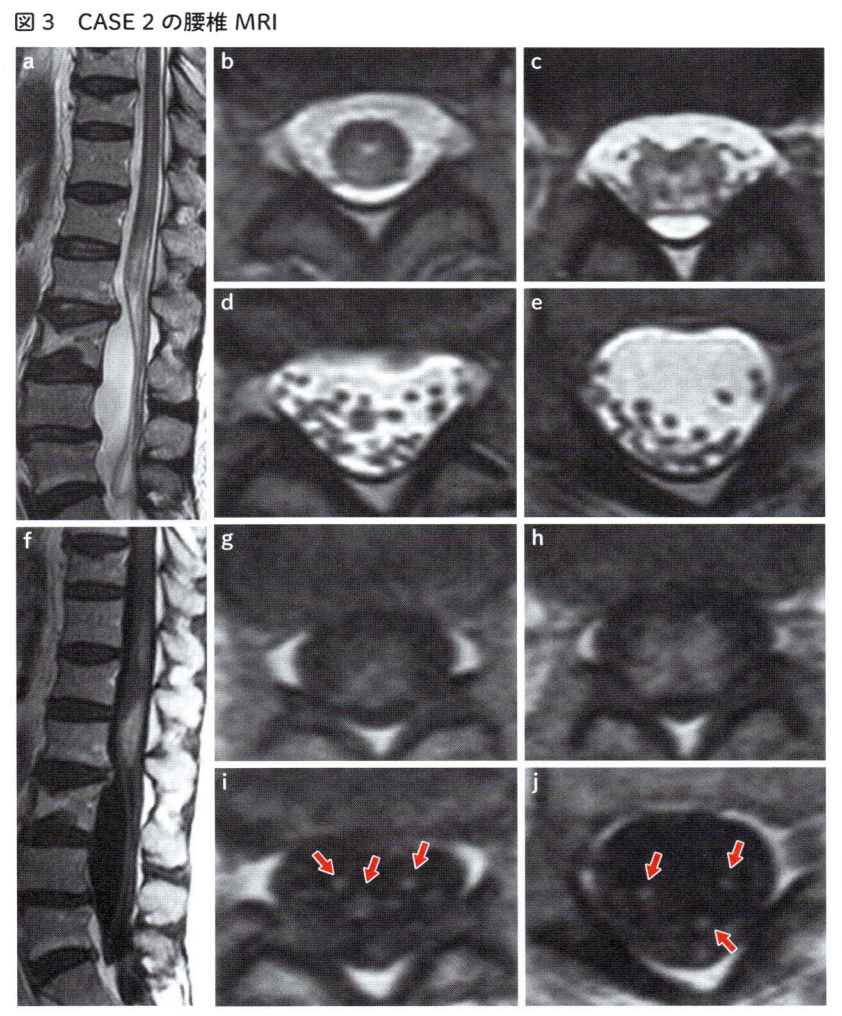

a：T2 強調矢状断像，b-e：横断像，f：造影後 T1 強調矢状断像，g-j：横断像．
脊髄円錐部を中心に髄内高信号病変を認め，内部に造影効果がみられる．馬尾の太さは不ぞろい
で，一部に肥厚と造影効果がみられる（矢印）．

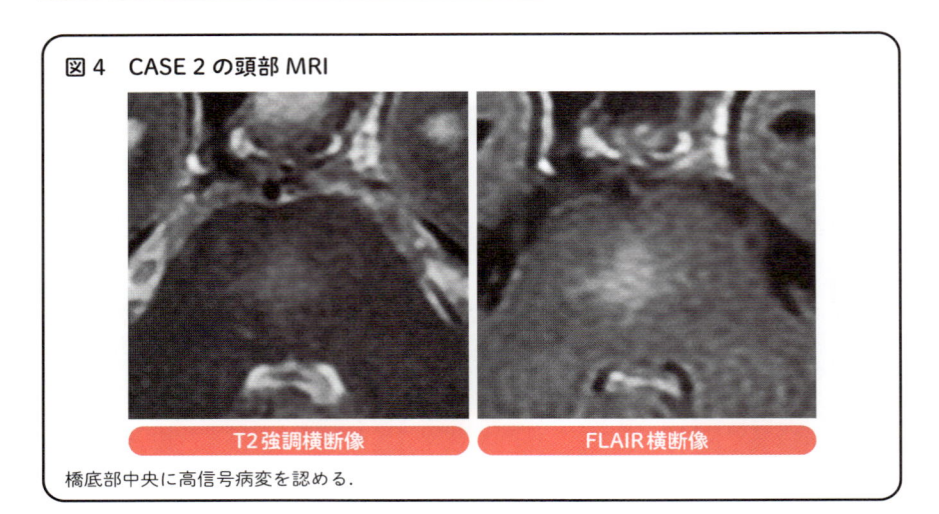

図4 CASE 2 の頭部 MRI

| T2強調横断像 | FLAIR横断像 |

橋底部中央に高信号病変を認める.

文献

1) Yamamoto A, et al：Characteristics of intravascular large B-cell lymphoma on cerebral MR imaging. AJNR Am J Neuroradiol **33** (2)：292-296, 2012
2) Saito Y, et al：Hyper-intense lesion in the pons on brain magnetic resonance imaging in a patient with diffuse large B-cell lymphoma. EJHaem **2** (3)：674-675, 2021

：画像が診断に直結する

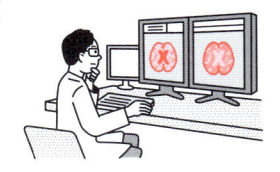

- 簡単な症状経過と画像所見のみで稀な疾患の診断に直結することがある
- 論文，勉強会，SNS でインプットして「網を張り」，ときどきアウトプットして忘れないようにする

　画像所見，あるいは臨床症状と画像所見の組み合わせが，特定の疾患に特異的な場合，簡単な症状経過と画像のみで稀な疾患の診断に直結することがあります．なかなか診断がつかない症例を，画像だけみてパッと診断できるとカッコいいだろうなと思うわけですが，実際のところそんなふうにうまくいくことは滅多にありません．

　新しい疾患概念や稀な疾患を診断し，講演で提示されることの多い放射線科の某先生にコツをうかがってみたところ，「**網を張ることですね**」とおっしゃっていました．最新の論文に目を通したり，画像診断の勉強会や SNS で情報を得るなかで，画像所見が特異的で，まだあまり知られていない，見逃されているような疾患を覚えておいて，実際に症例（あるいは症例の画像）が目の前に来るのを，漁師が網を仕掛けて魚を狙うように待っているイメージでしょうか．ただし，実際に症例が目の前に来るのがいつになるかわからないため，待っている間に画像所見の特徴など重要な手掛かりを忘れてしまうこともあります．

　自分なりの工夫としては，カンファレンスで似たような画像が提示された際に，あるいは似たような画像を読影するときに，鑑別と

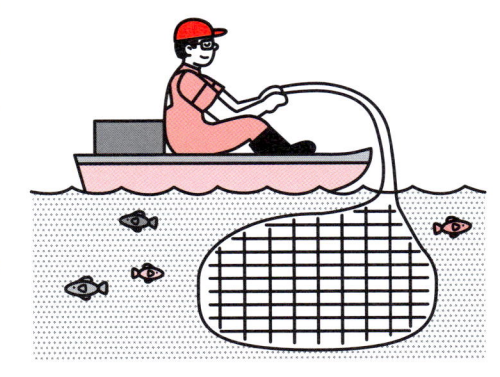

してあげてみる，アウトプットしてみるとよいなと思っています．一度，**知識を自分の脳にインプットしただけだとすぐに忘れてしまいますが，アウトプットする機会があると，記憶に残りやすい**です．その際に，目の前の画像と網を張っている疾患の画像的特徴のどこが似ているのか，どこが異なっているのかを整理するようにすると，知識がブラッシュアップされてよいと思います．では，画像が診断に直結する例を示していきます．

CASE 1 30歳代女性例

> 　30歳代女性例です．3歳頃から幼稚園のお遊戯などで転びやすく，学生時代も運動が苦手であり，15歳頃から呂律がまわりにくくなり，20歳頃から歩行時にふらつきがみられるようになったとのことです．

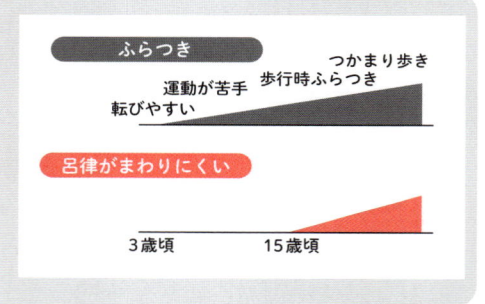

　診察上は，小脳性運動失調，痙性，両下肢の感覚障害がみられています．頭部MRIでは，T2強調横断像で橋底部内にT2WIで低信号となる部分がみられ，橋外側から中小脳脚にかけてやや高信号を呈しています（**図1**）．視床外側には線状高信号を認めています．画像所見はシャルルヴォア・サグネ型痙性失調症（autosomal recessive spastic ataxia of Charlevoix-Saguenay：ARSACS）に特徴的であり[1]，臨床経過も矛盾ありません．遺伝学的解析でARSACSと診断しています．

シャルルヴォア・サグネ型痙性失調症（ARSACS）とは

　ARSACSは当初，カナダ，ケベック州のシャルルヴォア・サグネ地方に伝わる常染色体潜性遺伝疾患として報告されました．主に幼年期に発症し，小脳性運動失調，痙性，四肢末梢の筋萎縮，手足の変形，網膜有髄線維の増生といった臨床的特徴がみられます．**原因遺伝子としてSACSが見出され，現在では本邦含め，全世界的にみられる疾患であることが明らかになっています**．

図 1 CASE 1 の頭部 MRI

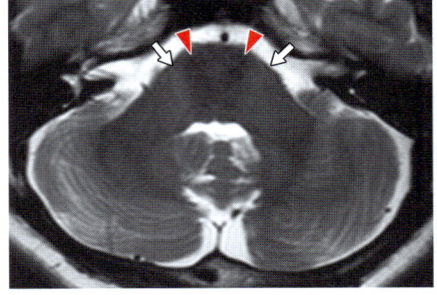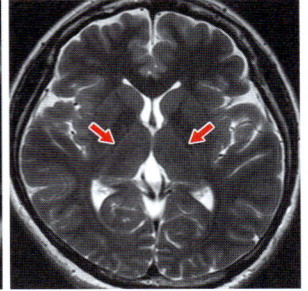

T2 強調像. 橋底部内に低信号となる部分 (矢頭) があり, 橋外側から中小脳脚にかけてやや高信号を呈している (白矢印). 視床外側には線状の高信号を認める (赤矢印).
(国立精神・神経医療研究センター放射線診療部　佐藤典子先生のご厚意による)

CASE 2 50 歳代男性例

50 歳代男性例です. 1 年半くらい前からズボンの着脱時に片足立ちになるとふらつくようになり, 徐々にふらつきが目立っていったということです. 半年前から呂律のまわりにくさや書字がしづらい様子がみられるようになり, 紹介受診しました.

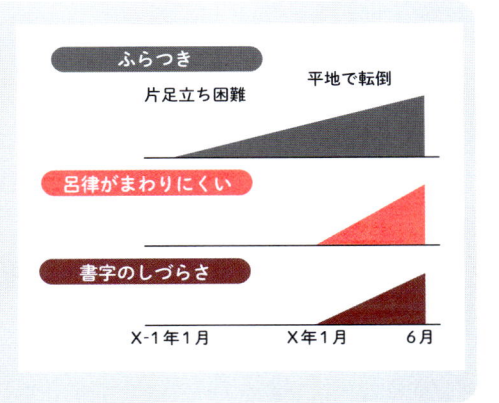

診察上は水平方向の注視方向性眼振, 小脳性運動失調 (構音, 四肢, 体幹) と軽度の下肢痙性がみられたほか, 口蓋ミオクローヌス/振戦を認めました.

頭部 MRI では延髄から上位頸髄に萎縮を認め, 橋は相対的に保たれるいわゆる "おたまじゃくし様 (tadpole appearance)" の形態がみられました (図 2a). FLAIR 像では小脳歯状核や延髄内に高信号がみられ, 延髄や中脳は辺縁部も縁取るような高信号を呈していました (図 2b-e). Prust らの分類におけるII型 (延髄・脊髄優位型, late-onset) のアレキサンダー (Alexander) 病に

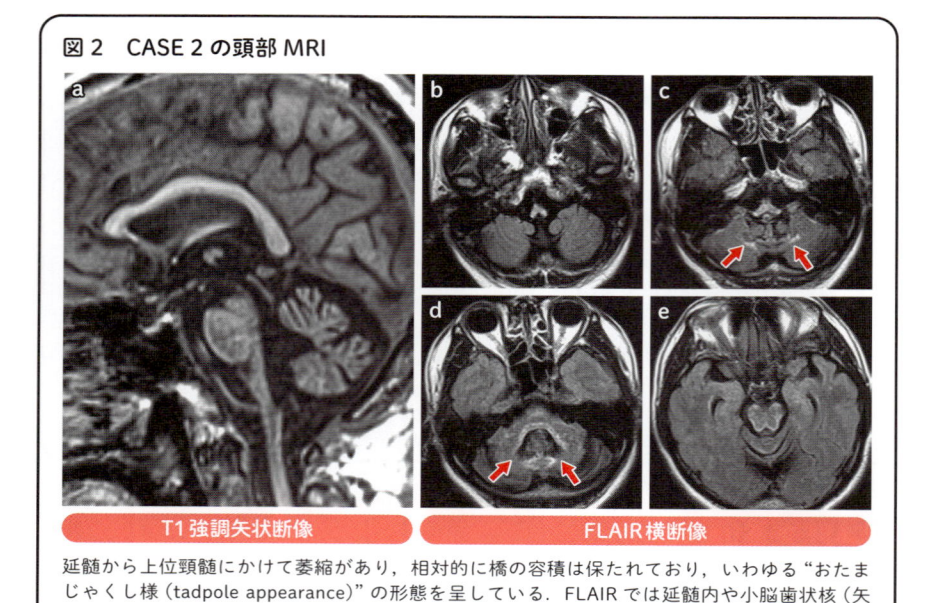

図2　CASE 2 の頭部 MRI

| T1 強調矢状断像 | FLAIR 横断像 |

延髄から上位頸髄にかけて萎縮があり，相対的に橋の容積は保たれており，いわゆる "おたまじゃくし様（tadpole appearance）" の形態を呈している．FLAIR では延髄内や小脳歯状核（矢印）に高信号を認め，延髄や中脳の辺縁部にも縁取るような高信号がみられる．

典型的な画像所見と考えられました[2, 3]．

　初診時は母親が 30 歳代で逝去されているが詳細不明，姉に類症があるかもしれないが音信不通で詳細不明とのことでしたが，後に姉が遺伝学的解析でアレキサンダー病と診断されていることが判明し，この方も診察・画像所見とあわせてアレキサンダー病と診断しています．

アレキサンダー（Alexander）病とは

　アレキサンダー病は，*GFAP* 遺伝子変異による常染色体顕性遺伝疾患で，病理学的にはアストロサイトの細胞質内にローゼンタル線維を認めることを特徴とする疾患です．先述した Prust らの分類により，早期発症（early-onset）で痙攣，大頭症，運動発達遅延，脳症，発作性の症状悪化を認める I 型と，晩期発症（late-onset）で，球症状や眼球運動障害，自律神経障害を認める II 型に病型が分けられています．ちなみに**アレキサンダー病では，頭部 MRI で特徴的な所見を認める一方で，症状や神経学的異常は軽微なことがあります**．

　自験例では，とくに神経症状の自覚がない 72 歳男性で，前立腺がんの術前検査として施行した頭部 MRI で特徴的な所見を認め，遺伝学的解析でアレキ

サンダー病の診断に至った症例があります[4]．その他にも，神経症状はないものの，頭痛など別の理由で撮像した頭部MRIで特徴的な所見を認めたアレキサンダー病の症例が報告されています[5]．

CASE 3　80歳代男性例

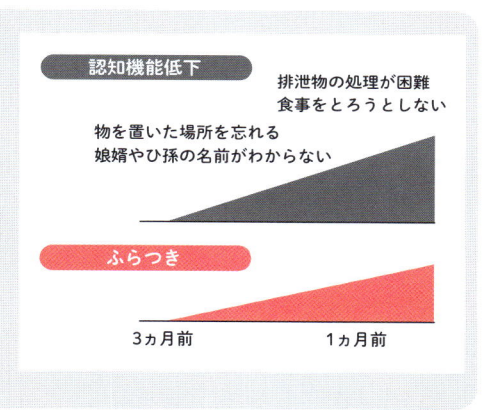

　80歳代男性例です．3ヵ月前からふらつきがみられ，物を置いた場所を忘れることが目立つようになり，ひ孫や娘婿の名前がわからなくなるといった症状がみられました．1ヵ月前には食事を自分から進んで食べなくなり，トイレでの排泄物の処理も困難になりました．

認知機能低下
排泄物の処理が困難
食事をとろうとしない
物を置いた場所を忘れる
娘婿やひ孫の名前がわからない

ふらつき

3ヵ月前　　　1ヵ月前

　頭部MRIでは拡散強調像で皮質に沿った高信号がみられ，左の尾状核や被殻前部も高信号を呈しています（**図3a, c**）．T2強調像では，拡散強調像で高信号となっている部位に一致して高信号となっていることに加えて，高信号となっている大脳皮質がやや腫脹してみえます（**図3b, d**）．

　経過と画像所見からV180I変異による遺伝性クロイツフェルト・ヤコブ（Creutzfeldt-Jakob）病を疑って精査を進めました．異常型プリオン蛋白高感度増幅法（real time quaking induced conversion：RT-QUIC）は陰性でしたが，髄液中の総タウ蛋白上昇，14-3-3蛋白上昇を認め，プリオン蛋白遺伝子検査でV180I変異がみられたため，V180I変異による遺伝性クロイツフェルト・ヤコブ病と診断しています．

V180I変異とは

V180I変異は日本では最も頻度が高い遺伝性クロイツフェルト・ヤコブ病であり，孤発性クロイツフェルト・ヤコブ病と比較して発症年齢が高く，進行が緩徐なことが多いとされています[6,7]．本例では孤発性と類似した進行経過でしたが，進行が比較的緩徐なために，当初はアルツハイマー病と誤診されてい

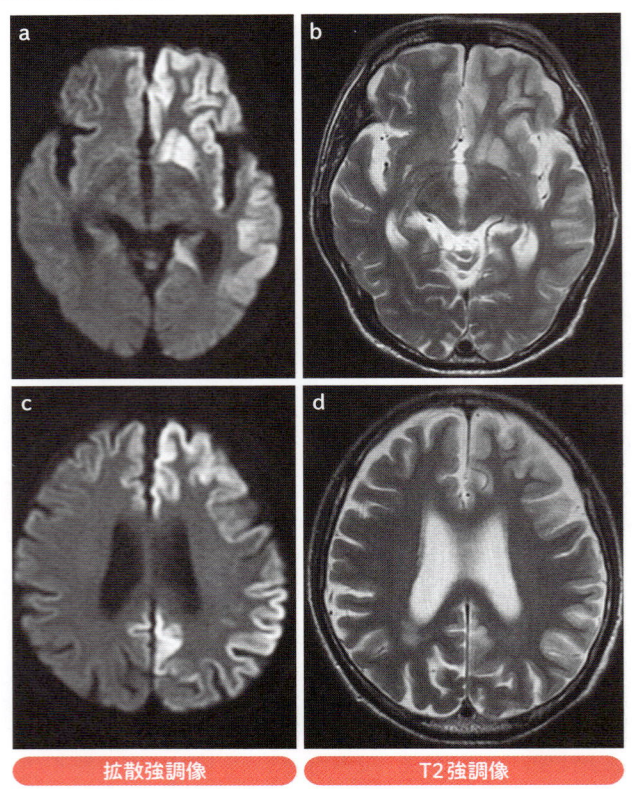

図3　CASE 3 の頭部 MRI

拡散強調像（a，c）では大脳皮質に沿って高信号を認め，左尾状核や被殻前部も高信号を呈している．T2強調像（b，d）では，拡散強調像で高信号に観察された病変部位が，同様に高信号となっていることに加えて，病変部の皮質が腫脹してみえる．

たような症例も報告されています[8]．頭部 MRI 所見としては，孤発性クロイツフェルト・ヤコブ病と同様に拡散強調像で皮質に沿った高信号を認めることに加え，病変部の皮質が腫脹してみえることが特徴的とされています[6,9]．クロイツフェルト・ヤコブ病の診断に寄与する**ミオクローヌスや脳波における周期性同期性放電を認める頻度が低く，RT-QUIC 法で異常プリオン蛋白が検出されにくいといった特徴もあるため，画像所見から V180I 変異を疑い，積極的にプリオン蛋白遺伝子検査を検討することが診断に役立つ可能性があります**．

文献

1) Prodi E, et al : Supratentorial and pontine MRI abnormalities characterize recessive spastic ataxia of Charlevoix-Saguenay. A comprehensive study of an Italian series. Eur J Neruol **20** (1) : 138-146, 2012

2) Prust M, et al : GFAP mutations, age at onset, and clinical subtypes in Alexander disease. Neurology **77** (3) : 1287-1294, 2011

3) Graff-Radford J, et al : Neuroimaging and clinical features in type II (late-onset) Alexander disease. Neurology **82** (1) : 49-56, 2014

4) Sugiyama A, et al : Incidental diagnosis of an asymptomatic adult-onset Alexander disease by brain magnetic resonance imaging for preoperative evaluation. J Neurol Sci **354** (1-2) : 131-132, 2015

5) Pareyson D, et al : Adult-onset Alexander disease : a series of eleven unrelated cases with review of the literature. Brain **131** (Pt 9) : 2321-2331, 2008

6) Jin K, et al : Clinical features of Creutzfeldt-Jakob disease with V180I mutation. Neurology **62** (3) : 502-505, 2004

7) Qina T, et al : Clinical features of genetic Creutzfeldt-Jakob disease with V180I mutation in the prion protein gene. BMJ Open **4** (5) : e004968, 2014

8) Mutsukura K, et al : Familial Creutzfeldt-Jakob disease with a V180I mutation : comparative analysis with pathological findings and diffusion-weighted images. Dement Geriatr Cognit Disord **28** (6) : 550-557, 2009

9) Muroga Y, et al : Cerebral cortex swelling in V180I genetic Creutzfeldt-Jakob disease : comparative imaging study between sporadic and V180I genetic Creutzfeldt-Jakob disease in the early stage. Prion **17** (1) : 105-110, 2023

E : 画像を「よく読める」 とは，「よく読める」 ために

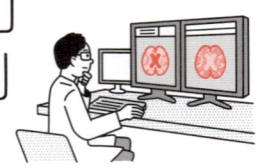

E-1 : 所見を解釈/考察し，診断につなげる

・画像を「よく読める」とは診断に役立つ読影ができること

　画像を「よく読める」とはどういうことかというのは，検査の目的によって も異なってくるでしょう．病気を診断する目的で行う画像検査であれば，診断 に直結する，あるいは直結しないまでも絞り込めるような，**診断に役立つ読影 ができることが，「よく読める」ということではないかと思います**．では，「よ く読める」というのは，異常な所見を見つけ出し，客観的で正確な測定，所見 の描写をすることとイコールでしょうか．自分としては，異常所見を拾い上 げ，客観的で正確な測定，所見の描写ができることは「よく読める」ことの前 提にはなるけれど，それだけでは不十分で，所見を解釈/考察し，診断につな げる必要があると思っています．

この絵の「診断」は？

　漠然とした表現が多くなったた め，少し例をあげて話をしていき ます．**図1**のような画像（絵）が あり，これが何なのか「診断す る」場合を考えてみます．

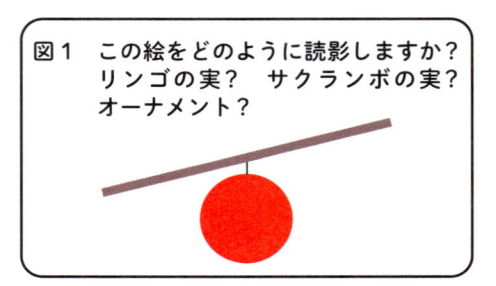

図1　この絵をどのように読影しますか？ リンゴの実？　サクランボの実？ オーナメント？

> 　茶色の棒状のものが右上に向かってやや斜めに存在し，そのほぼ中央部から黒い下線が垂直におりて赤い円形のものにつながっている．赤い円形のものは半径〇mmである．

と読影した場合どうでしょうか．客観的で正確な測定や所見の描写ができているとは思いますが，「診断する」という目的にはかなっていないように思います．ではどうすれば「診断する」ことができたと言えるでしょうか．上述した所見に続いて，

> 　木の枝に成るリンゴの実を最も疑う．鑑別としてサクランボを考えるが，通常は果柄がもう少し長く緑色であり，また1つの節から複数の実が成るのが一般的であるため，典型的ではない．果物以外では，木の枝に飾られたオーナメントの可能性もある．

と記載があった場合はどうでしょうか．かなり診断につながったようと言えるように思いませんか？

　とはいえ，所見を解釈/考察し，診断につなげるというのは，なかなか難しい部分でもあります（もちろん，異常所見を見つけ出すことや，客観的で正確な測定，所見の描写をすることも難しい部分ですが）．

E-2：「中脳被蓋の萎縮」を例に考える

・事前確率を考慮することが重要

　自分が国内留学中に，放射線科医として読影レポートを記載するなかで，最も修正を受けたのは，中脳被蓋の萎縮に関する記載でした．中脳被蓋の萎縮は進行性核上性麻痺に特徴的な所見とされ，T1強調矢状断像で中脳被蓋の形態が"ハチドリの頭"のように見えることから，ハチドリ徴候（hummingbird sign）としても知られています（図2）．

中脳被蓋の萎縮の評価

　中脳被蓋が萎縮しているかどうかについては，視覚的な評価として，**矢状断**

図2　ハチドリ徴候 (hummingbird sign)

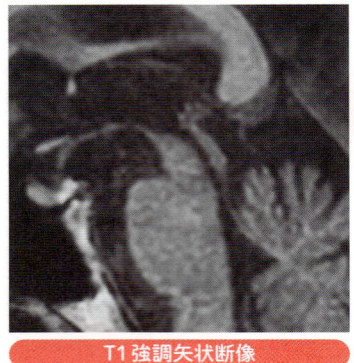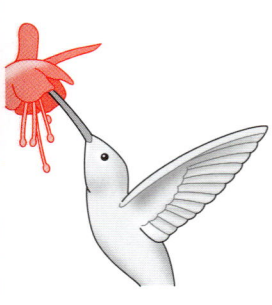

T1強調矢状断像

進行性核上性麻痺の臨床診断例．中脳被蓋の萎縮がみられ，中脳被蓋の形態が"ハチドリの頭"，第3脳室底が"ハチドリの嘴"，橋底部が"ハチドリの胴"，小脳虫部が"ハチドリの羽"のように見える（見えなくもない）．

像で中脳の上部の形態をみる方法が報告されています[1]．この報告では，正常であれば上方に凸の形態をとり，直線化している場合や，下方に凸の形態をとっている場合に萎縮ありとすると（**図3**），進行性核上性麻痺をパーキンソン病から識別するのに感度68％，特異度88.8％であったとしています．

中脳の前後径の測定も参考になります．中脳の正中面を通る断面の矢状断像で，**図4**のように脚間窩から中脳水道までの距離を測定します．柳下章先生は著書のなかで，正常では10 mm以上あり，9 mm以下では萎縮ありとする，9〜10 mmの間は萎縮が疑わしい所見であるとしています[2]．

自分が修正を受けた読影レポートでは，中脳上部の形態が直線化している，あるいは前後径が9〜10 mmの間にあるような，中脳被蓋の軽度萎縮が疑われる症例について，すべて「進行性核上性麻痺が疑われる」というような解釈，診断をしていました．しかし，実際には脳の全体的な萎縮がある場合，中脳被蓋も全体の萎縮とおおむね比例して軽度萎縮することがあります（**図5**）．また，特発性正常圧水頭症などの他の病態でも，中脳被蓋は萎縮してみえます（**図6**）．中脳被蓋の萎縮，とくにそれが軽度の場合には，必ずしも進行性核上性麻痺に特異的ではないということになります．

図3　中脳上部の形態から中脳被蓋萎縮を評価する

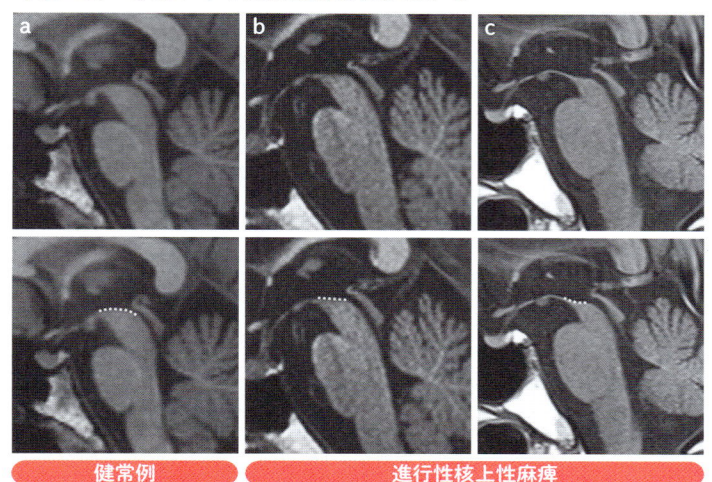

健常例　　進行性核上性麻痺

a：神経学的異常のない健常対照，b：進行性核上性麻痺の剖検確定例，c：進行性核上性麻痺の臨床診断例におけるT1強調矢状断像．健常対照では中脳上部の形態が上方に凸となっているが，進行性核上性麻痺例では直線化していたり，下方に凸となっている．

図4　進行性核上性麻痺の剖検確定例におけるMRIの経時的変化

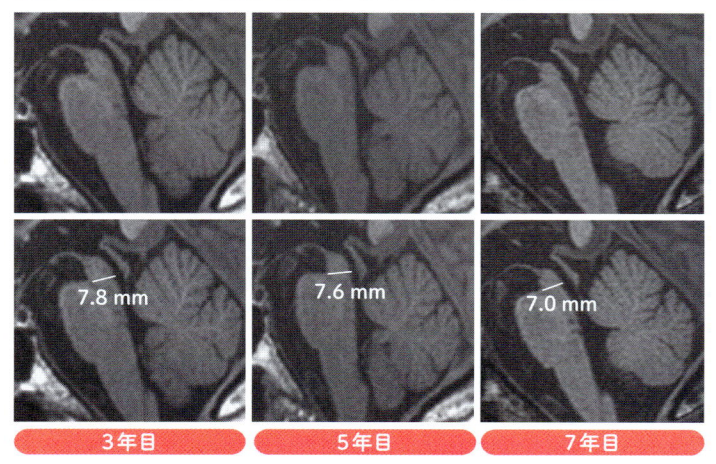

7.8 mm　　7.6 mm　　7.0 mm

3年目　　5年目　　7年目

左から罹病期間3年目，5年目，7年目のT1強調矢状断像．経過とともに中脳被蓋の萎縮がより明瞭となっている．前後径が徐々に短縮し，中脳/橋の面積比も 0.16，0.12，0.09 と徐々に低下している．
（国立精神・神経医療研究センター放射線診療部　佐藤典子先生のご厚意による）

図5　加齢による脳の全体的な萎縮がある健常対照例における中脳被蓋の萎縮

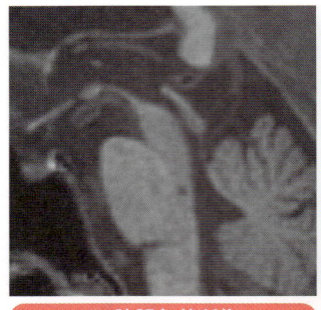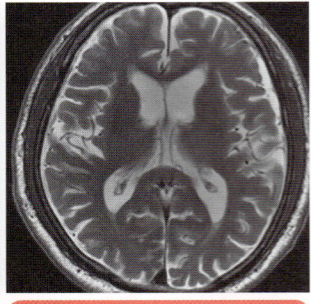

T1強調矢状断像　　　T2強調横断像

中脳上部の形態が直線化あるいは下方に凸となっており，前後径も短くみえる．中脳被蓋の軽度萎縮があると思われる．加齢性変化と思われる脳の全体的な萎縮がみられる．

図6　特発性正常圧水頭症症例における中脳被蓋の萎縮

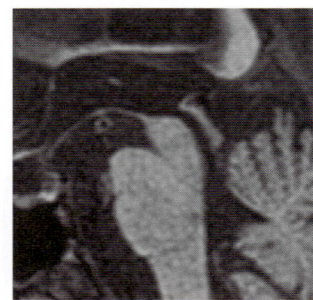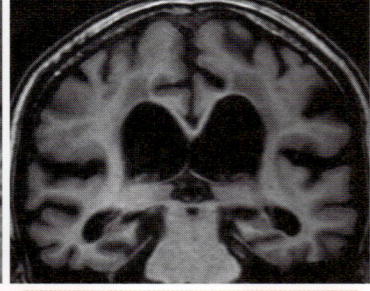

T1強調矢状断像　　　T2強調冠状断像

中脳上部の形態が下方に凸となっており，前後径もやや短く，上下の高さも小さくなっている．中脳被蓋の軽度萎縮があると思われる．脳室拡大とシルヴィウス裂の開大がみられ，高位円蓋部のくも膜下腔は狭小化しているとまでは言えないが，シルヴィウス裂の開大と比較すると相対的には狭い．臨床的に特発性正常圧水頭症と診断され，剖検病理で背景疾患としての異常蛋白蓄積症は確認されていない．
（国立精神・神経医療研究センター放射線診療部　佐藤典子先生のご厚意による）

中脳被蓋の萎縮を「よく読む」には

　では，どんな点に注意すれば中脳被蓋の萎縮を「よく読む」ことができたのでしょうか？　今のところ自分としては，次の3点に注意する必要があると考えています．

脳全体，または他部位との萎縮のバランスに注目する

1つ目は**脳全体，あるいは他部位との萎縮のバランスに注目する**ことです．図5に示したように，脳全体の萎縮があるような症例では，比例して中脳被蓋も小さくみえることがあります．矢状断像で同時に評価できる部位として，橋底部のふくらみとも比較してみます．進行性核上性麻痺では，橋底部のふくらみは比較的保たれます．中脳/橋の面積比をとることで，進行性核上性麻痺と類縁疾患の鑑別に有用と報告されています[3]．中脳/橋の面積比に加えて，中小脳脚や上小脳脚の幅も組み合わせて評価する magnetic resonance parkinsonism index が進行性核上性麻痺の診断に有用とする報告もなどもみられます[4]．

事前確率を考慮する

2つ目は**事前確率を考慮する**ことです．この点については，中脳被蓋の萎縮にかぎらず，あるいは画像の読影にかぎらず，診断全般において重要なことかと思います．

検査後の事後確率を求めるには，事前確率と感度・特異度のデータが必要となります．仮に病歴聴取，神経診察を終えた段階で患者さんが進行性核上性麻痺である確率（事前確率）を80％と見積もったとします．確率をオッズに直すと，

事前オッズ＝事前確率/（1−事前確率）＝0.8/（1−0.8）＝4

進行性核上性麻痺の診断に関する「中脳被蓋の萎縮」の感度を70％，特異度を90％とすると，検査が陽性のときに疾患の可能性がどれほど高くなるかという陽性尤度比は，

陽性尤度比＝感度/（1−特異度）＝0.7/（1−0.9）＝7

頭部 MRI を撮像し，陽性，すなわち「中脳被蓋の萎縮」があった場合，

事後オッズ＝事前オッズ×陽性尤度比＝4×7＝28

これを確率に直すと，

28/（28＋1）≒0.97

ということで**事後確率は約97％**ということになります．**すごく進行性核上性麻痺らしい**ということかと思います．

一方で，病歴聴取と神経診察を終えた段階で事前確率を1%と見積もったとします．この場合は，

> **事前オッズ＝事前確率/(1－事前確率)＝0.01/(1－0.01)＝1/99**

頭部 MRI を撮像し，陽性，すなわち「中脳被蓋の萎縮」があった場合でも，

> **事後オッズ＝事前オッズ×陽性尤度比＝1/99×7＝7/99**

これを確率に直すと**約7%**ということで，**患者さんが進行性核上性麻痺である可能性は依然としてかなり低い**ことになります．

　同じ「中脳被蓋の萎縮あり」という画像所見であっても，事後確率（検査後の確率）は，事前確率の影響をかなり受けるということです．そのため，これまでのところで強調したように，検査前に病歴聴取と神経診察により，しっかりと診断推論を行って，事前確率を見積もっておくことが重要です．その疾患の好発年齢，有病率の性差などの疫学データを頭に入れておくことも，事前確率を見積もるうえで役立ちます．

⬤ 経時的変化をみる

　3つ目のポイントは，**経時的変化をみる**ことです．先にあげた**図4**は，進行性核上性麻痺の剖検確定例における頭部 MRI 画像です．罹病期間が長くなるにつれ，中脳被蓋の萎縮が明瞭となっていくのがわかるかと思います．

　進行性核上性麻痺のような神経変性疾患において，根本的治療法がない現状では，変性が緩徐に進行していきます．変性の進行で神経細胞脱落が進めば，萎縮も進行していくことになります．加齢による全般的な萎縮の進行と比較して，進行の程度が速く，またその疾患で障害されやすい部位が特異的に萎縮していくのが特徴的です．そのため以前の画像が存在する場合には，以前の画像と比較し，中脳被蓋の萎縮が進行しているか，また，他部位の変化に比べて中脳被蓋の萎縮が特異的に進行しているかどうかを評価することで，進行性核上性麻痺を疑うような中脳被蓋の萎縮があるかどうか判断するのに役立ちます．

　検査時点で判断に迷う場合には，時間をあけて画像を再度撮像することで，経時的変化をみることができます．先ほどの**図1**の画像（絵）で言えば，**図7**のように1ヵ月で大きくなるような経時的変化をみることで，拡大するはずのないオーナメントの可能性を除外することができます．

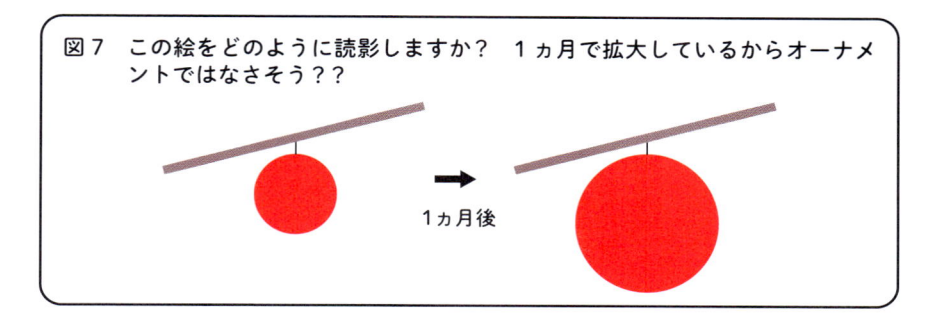

図7　この絵をどのように読影しますか？　1ヵ月で拡大しているからオーナメントではなさそう？？

1ヵ月後

とはいえ，患者さんに，「診断に迷うので，1年後に頭部 MRI を再検査してみましょう」とだけ話すと，「さんざん病歴聴取や神経診察，検査をした挙句，また1年待つなんて」となってしまうため，現時点での診立てを丁寧に説明することや，現状でできることを伝えることも大事です．たとえば，進行性核上性麻痺が鑑別の候補となるものの，パーキンソン病のような類縁疾患と迷う場合には，いずれの疾患であっても有用となる，リハビリテーションによる運動機能維持の重要性について話すのもよいと思います．また，L-ドパ製剤を診断的治療として試してみることも必要と思います．

E-3：事前確率を見積もるために必要なこと

> ・画像をオーダーする医師は，読影する放射線科の医師が事前確率を見積もるのに役立つような依頼状を記載する必要がある

事前確率を見積もるということについて，放射線科の医師の視点に立って少し考えてみます．放射線科の医師が読影する際にも，診断につなげる読影を行うにあたっては，事前確率を見積もるための情報が必要となってきます．現実問題としては，読影するときに，すべての症例でカルテの記録を詳細に確認し，細かく患者さんの情報を入手することは時間的制約から難しいと思われます．その場合には，年齢や性別といった基本的な情報に加えて，画像をオーダーした際の依頼状内容から事前確率を見積もっていくことになります．そのため，**画像をオーダーする医師は，放射線科の医師から診断に寄与する読影レ**

> **図8　中脳被蓋の萎縮から進行性核上性麻痺疑いと読影された術前検査の頭部 MRI**
>
>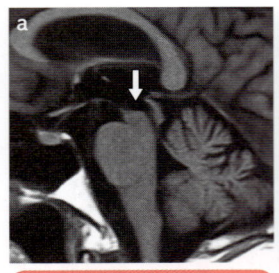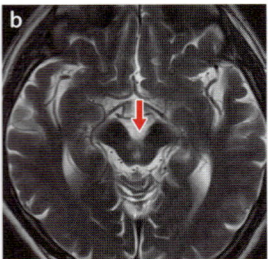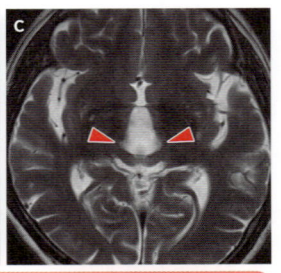
>
> **T1 強調矢状断像　　　　　　　T2 強調横断像**
>
> 橋の面積が保たれているのに対して，中脳被蓋は萎縮してみえる（白矢印）．ただし，上下の高さがかなり小さくなっているのに比して，前後径は比較的保たれている．横断像では中脳内側に陳旧性破壊性変化と思われる病変がみられる（赤矢印）．第3脳室は拡大しているが，視床内側の破壊性変化により（矢頭），不均一な形で拡大してみえる．

ポートをもらって患者さんの診療に生かしたいと思うのであれば，**依頼状に事前確率を見積もるのに役立つような内容を，わかりやすく記載する必要があります**．具体的な例を提示します．

CASE 1　進行性核上性麻痺の可能性を指摘された 70 歳代男性例

　70 歳代男性で，心臓血管外科より，術前検査として他施設で施行した頭部 MRI（図8）において，進行性核上性麻痺の可能性を指摘されたということで当科に紹介となりました．他施設の放射線科への依頼状では，「術前検査としての依頼」ということが記載されていますが，神経に関連する病歴について詳細な記載はありませんでした．

　実際の画像をみてみると，T1 強調矢状断像において，たしかに中脳被蓋の萎縮があるようにみえます．相対的に橋の面積は保たれているようにもみえます．ただし，中脳被蓋については上下の高さがかなり小さくなっているのに対して，前後径はあまり短くなってないようにみえます．また，T2 強調横断像をみてみると，中脳内側部に陳旧性の破壊性変化があるようです．進行性核上性麻痺でも第3脳室の拡大がみられますが，第3脳室の拡大の仕方も不均一

図9　図8と同一症例における脳梗塞発症時の頭部MRI

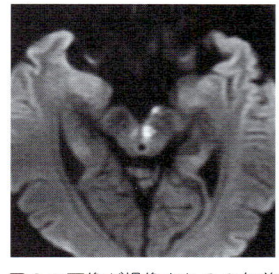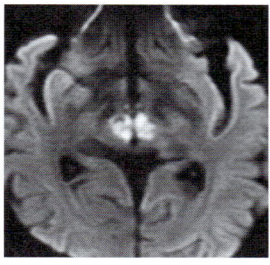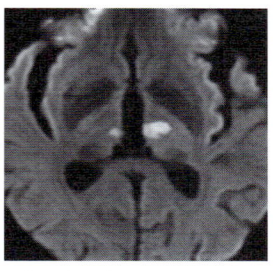

図8の画像が撮像される8年前に撮像された頭部MRIの拡散強調横断像. 中脳内側から視床内側にかけて, 高信号域を認める.

です.

　患者さんから病歴聴取をしてみると,**8年前に脳梗塞を発症**,当初は意識がなく,気づいたら字が書けず,ふらついて歩行も困難だったそうです.リハビリ転院し,症状が一部改善して自宅退院するも,ふらつきは残存しており,屋内もつかまり歩行ということでした.その後は神経症状に変化がないということで,脳血管障害に矛盾しない経過であり,進行性核上性麻痺のような変性疾患には合致しません.

　8年前の診療情報を問い合わせると,発症時に図9のように中脳内側から視床内側にかけて,拡散強調像で高信号となる病変を認め,急性期脳梗塞の所見が確認されました.本例の中脳被蓋の萎縮所見は,**進行性核上性麻痺を示唆する所見ではなく,既往の脳梗塞に伴う変化であった**ということになります.あくまで推測になりますが,他施設の放射線科への依頼状で,中脳梗塞の既往があることが明記されていれば,進行性核上性麻痺が積極的に疑われることはなかったのではないかと思います.

　事前確率の重要性について,さらに先ほどの図1の画像(絵)を例にとってみます.画像以外に,事前に「これは果物で,青森や長野で生産量が多い」という情報があれば,画像(絵)から複数あがってくる鑑別のなかでも,リンゴという診断にたどり着きやすくなると思います.

画像をオーダーするときに

　放射線科への依頼状に，事前確率を見積もるのに役立つような内容を，わかりやすく記載することが重要という話を，具体的な症例提示を含めて述べてきました．それ以外にも，もし放射線科の医師がカルテを確認して詳細な情報を得ようとした際に，事前確率を見積もるのに役立つような情報を短時間で得られるよう，わかりやすいカルテ記載も求められると思います．

　画像をオーダーする医師にとっては，多忙な外来業務や病棟業務のなかで，時間をかけて丁寧な依頼状記載をするのが難しい，という言い分もあると思います．そんななかで大事になってくるのは，**画像をオーダーする側の医師と，読影する側の医師のお互いの信頼関係**と思います．「うちの放射線科の先生は，診断に寄与するしっかりした読影をしてくれる」という信頼があれば，オーダーする側の医師は，「時間がないけど，なるべく読影に役立つような丁寧な依頼状を書こう」と思うかもしれません．丁寧な依頼状から，事前確率がしっかり見積もれると，放射線科の医師も診断に寄与するような読影レポートを書ける可能性が高まるかもしれません．また，画像に気になるところがあって，もう少しカルテの情報を見てみようかと放射線科の医師が迷ったときに，オーダーした医師に対する信頼があって，「あの先生ならカルテにわかりやすく，しっかり患者さんの病歴や所見をまとめてくれているはずだから，見てみよう」と思うかもしれません．そしてその結果，依頼状には書きそびれていた重要な情報と画像所見が結びついて，診断に役立つこともあるかもしれないのです．

　逆に信頼がない場合には，オーダーする側の医師は「時間ないし，どうせ大した読影レポートが返ってこないのだから依頼状は適当でいいや」と思ってしまうかもしれません．読影する側も，「あの先生は依頼状が適当だし，カルテあけても何が書いてあるかよくわからないから」ということで，事前確率の見積りはあいまいなままの読影レポートになってしまうかもしれません．結果として，画像検査が診断にうまく生かされなくなってしまう可能性があります．

　では，お互いの信頼関係を高めるにはどうしたらよいのでしょうか？　あくまで私見ですが，まずはそれぞれが，お互いの仕事を真摯にやることかと思います（そういうお前はどうなんだと問われると少し冷や汗が出ますが）．読影

する側は，依頼状の内容から事前確率を見積り，症例によってはカルテを開いて情報収集し，診断に寄与するような丁寧な読影を一例一例行う．オーダーする側は，病歴聴取と神経診察から診断推論を行い，適切な画像検査をオーダーし，事前確率の見積りに役立つような丁寧な依頼状の記載を行う．読影レポートはよく読んで，結果を患者さんに伝えるとともに，診断に役立てていく．そういったことの積み重ねのなかで信頼関係が生まれていくのではと思います．

　読影レポートが診断に役立った際には，機会をみつけて結果を読影してくれた医師にフィードバックするのもよいかもしれません．放射線科の医師は，依頼状の記載が丁寧な医師には，機会をみつけて，「先生の依頼状は丁寧で，読影の際に助けになっています」と声をかけるとよいかもしれません．このようなコミュニケーションを行うためにも，臨床医と放射線科医が一緒に参加するカンファレンスのような場が定期的に作れるとよいのではと思います．

文献

1) Righini A, et al：MR imaging of the superior profile of the midbrain：differential diagnosis between progressive supranuclear palsy and Parkinson disease. AJNR Am J Neuroradiol **25** (6)：927-932, 2004
2) 柳下　章：神経内科疾患の画像診断，第2版，148頁，秀潤社，2019
3) Oba H, et al：New and reliable MRI diagnosis for progressive supranuclear palsy. Neurology **64** (12)：2050-2055, 2005
4) Morelli M, et al：MRI measurements predict PSP in unclassifiable parkinsonisms. Neurology **77** (11)：1042-1047, 2011

COLUMN 6　　臨床医は画像を勉強する必要がある？

　放射線科医以外の臨床医（画像をオーダーする側の医師）で，画像を自分で読めるようになりたいという方はどのくらいいるでしょうか．そもそも放射線科の先生が読影レポートをつけてくれるから，自分で読める必要はないのでしょうか．実際のところ，臨床医は担当する患者さんの画像を読む機会があるものの，診断を専門とする放射線科の先生と比較すると，画像の読影量自体は格段に少なくなります．また，臨床医は，画像をオーダーする時点で疑った疾患に特徴的な所見を中心に画像をみるため，その所見が他疾患の患者さんでどの程度認められるかという点をつかみにくくなります（他疾患の患者さんの画像をみるときは，その所見にフォーカスしないので）．というわけで，私見にはなりますが，画像を読むということに関していえば，脳神経内科医が神経を専門とする放射線科の診断医を超えるというのはなかなか難しいと思います．

　では，画像の読影は放射線科の先生にまかせておけばよい，ということで臨床医が自分で読む必要はないのかというと，そうではないと思います．できれば，自分で，なるべくよく読める必要があると思います．その理由の1つとしては，自分の施設に神経を専門とする放射線科の診断医が必ずいるとはかぎらないことです．状況によっては，MRI は撮像できるけれど，放射線科の読影レポートはつかないということだってあるかもしれません．また，画像をなるべくよく読めるようになるためには，MRI の様々な撮像法の特性や，個々の疾患の特徴的な画像所見に関する知識が必要となってきます．こうした知識が頭に入っていると，自分がいま疑っている疾患を診断するためには，「どのような画像モダリティでオーダーする必要があるのか」，MRI であれば「どのような撮像法を加えたほうがよいのか」，「造影剤は使用したほうがよいのか」といったことを適切に判断できるようになります．つまり，画像をなるべくよく読めるように勉強することは，単純な読影能力だけでなく，画像検査を診断に役立たせるための能力全体の向上につながるのではと思います．無用な検査オーダーが減ることや，撮像法の適切な取捨選択ができることは，医療費コストの削減や，放射線技師さんの負担軽減にもつながるかもしれません．

　撮像法の特性や，個々の疾患の特徴的な画像所見に関する知識を頭に入れる以外に，画像をよく読めるようになるためには，どうしたらよいのでしょうか．自分がオーダーした画像は，まず自分自身で読影して，カルテ記載してみることをお勧めします．放射線科の先生がつけてくれた読影レポートを読んで，「ふむふむ，なるほど」と思ってカルテにコピペするのを繰り返していて

も，なかなか自分でよく読めるようにはなりません．こっそり自分自身で読影するだけでなく，それをカルテに記載することは，他の人の目にさらされることになるので，「下手なことは書けないぞ」と緊張感をもって必死に読影する助けになります．自分自身で読影した所見を書いた場合は，カルテを読む他の先生の誤解を防ぐため，あくまで自分自身の読影による記載であること，放射線科の先生の読影レポート待ちであることも記載しておくとよいと思います．読影レポートがついたら，自分自身の読影と比べてみて，どこはしっかり読めていたのか，どこが足りなかったのかをチェックします．気になったところは画像診断の教科書や文献で調べたり，どうしてもわからないところについては直接放射線科の先生に聞きにいってもよいでしょう．ただし，読影室を訪れて質問する場合，放射線科の先生も仕事をされている最中と思いますので，配慮が必要です．丁寧な挨拶や，どの症例のどの画像のことを聞きたいのかすぐに伝えられるよう，ID や撮像日を控えておくほうがよいと思います．質問したいポイントをまとめておくことと，症例の臨床情報を簡潔にプレゼンテーションできるようにしておくことも大切です．

F：適切な画像モダリティの選択，適切な検査部位の選択

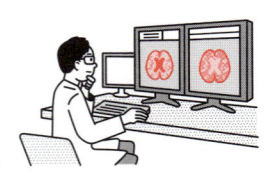

- 画像を診断に役立たせるためには，適切な画像モダリティの選択，適切な検査部位の選択が重要
- 適切な画像モダリティの選択，適切な検査部位の選択を行うためには，病歴聴取と神経診察から疾患カテゴリーの推測と部位診断をしっかり行う必要がある

　画像検査を診断に役立たせるためには，適切な画像モダリティの選択が必要ですし，適切な検査部位の選択が必要となってきます．まずは，適切な画像モダリティの選択という点について，具体例をあげてみます．

CASE 1 40 歳代女性例

　40 歳代女性，シェーグレン症候群で当院に通院中でした．ある日の起床後に，突然，立ち上がると右に引っ張られるようによろけてしまうようになり，夕方にシャワーを浴びた際には左下半身の感覚異常（お湯を冷たく感じる）を自覚しています．右に引っ張られてしまう症状は 3 日ほどで改善しましたが，左下半身の感覚異常が残っていたため，発症 4 日目の受診時に外来担当医に相談しています．

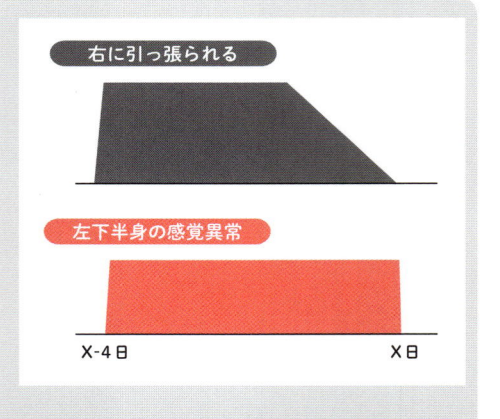

図 1　CASE 1 の頭部 CT

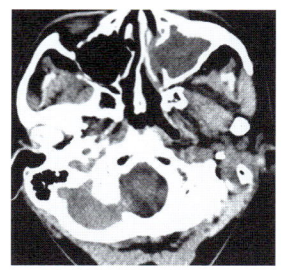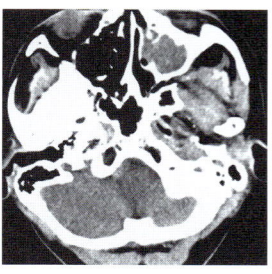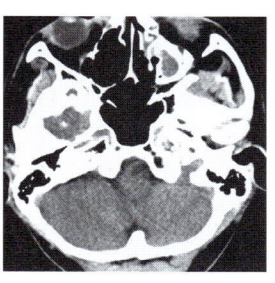

頭部 CT では出血を示唆するような高吸収域や，脳梗塞を示唆するような低吸収域は指摘できない．後からふりかえると，右椎骨動脈が拡張し，やや高吸収となっているようにみえ，MR アンギオグラフィで指摘される解離性動脈瘤の一部をみている可能性がある．

図 2　CASE 1 の頭部 MRI

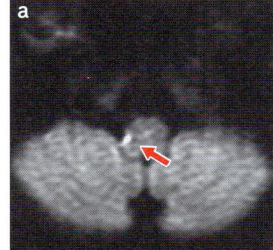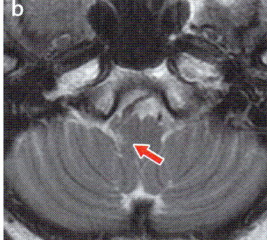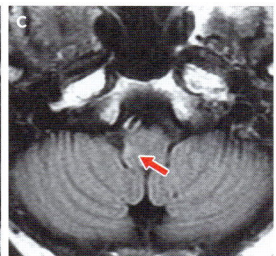

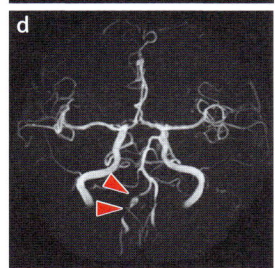

a：拡散強調像，b：T2 強調像，c：FLAIR 像，d：MR アンギオグラフィ．右延髄外側部に拡散強調像で強い高信号域を認め，同部位は T2 強調像や FLAIR 像でも高信号を呈している（矢印）．右椎骨動脈には拡張と，その末梢側や中枢側に狭窄がみられ（矢頭），動脈解離と考えられる．

　頭部 CT が撮影されていますが，とくに異常所見は指摘されませんでした（図 1）．発症 5 日目に頭部 MRI が撮像され，右延髄外側に拡散強調像で高信号域があり，同部位の急性期梗塞と診断しています（図 2）．MR アンギオグラフィでは，右椎骨動脈に拡張がみられ，その末梢側と中枢側に狭窄を認め，動脈解離と考えられました．

運動失調，筋力低下，めまいなどを伴わずに体軸の一側への傾斜と転倒傾向を示す症候を body lateropulsion と呼び[1]，この症例では動脈解離により右延髄外側梗塞をきたし，右への body lateropulsion を呈したと推測されます．左下半身のみに感覚異常がみられたのは，脊髄視床路の外側部に病変が及んだためと推測しています．

body lateropulsion の責任病変は延髄外側以外にも，様々な箇所が報告されていますが，小病変のことが多く，見逃さないように注意が必要です[1]．脳幹部では病初期に MRI でも病変が描出されないことがあり，疑った場合，繰り返し撮像する必要があります．

本例について，疾患カテゴリーと部位診断をもとに，あらためて診断を考えてみます．

- 突発完成型の経過から，疾患カテゴリーとしては血管性が疑われます（p.13 参照）．
- body lateropulsion があることから，延髄外側などの小病変が部位診断として推測されます．
- CT では明らかな高吸収域はみられず，血管性のなかでも出血性の病態は否定的です．発症 4 日目の脳梗塞であれば CT では通常低吸収域として描出されますが，骨に囲まれた脳幹部の小病変の場合，CT での描出は困難です．
- そのため CT で明らかな異常が指摘できなくとも，脳梗塞を否定はできず，頭部 MRI の撮像（急性期脳梗塞の診断に重要な拡散強調像を含めて）が必要となります．実際に発症 5 日目に撮像した頭部 MRI 所見をもとに診断に至っています．

このように，病歴聴取と神経診察をふまえて，脳幹梗塞が鑑別にあがった場合，CT のみで診断・除外することは難しく，画像モダリティとして拡散強調像を含めた頭部 MRI の選択が必要となります．

適切な部位の選択についても，具体例を提示します．

CASE 2 80歳代男性例

　80歳代男性で，2日前頃から下肢に力が入らず，立位や歩行が徐々に困難になりました．下肢のしびれや飲み込みにくさ，嗄声も出現したため，前医Aを受診しています．この際には，まず腰椎MRI，次いで胸椎MRIが撮像されています．原因となるような異常が指摘できないということで，頭部MRIが撮像され，さらに両手のしびれもあるということで頸椎MRIまで撮像されていますが，やはり原因となるような異常が指摘できず，そのまま帰宅となったようです．全体的な症状進行に加え，上肢にも力が入りにくくなり，発症から6日経った時点で救急要請し，前医Bに搬送となっています．意識は清明でしたが，嗄声と嚥下障害があり，下肢優位，遠位優位に四肢の筋力低下，表在覚鈍麻を認め，深部腱反射は四肢で消失していました．同日当科に転院となり，最終的にギラン・バレー（Guillain-Barré）症候群と診断しています．

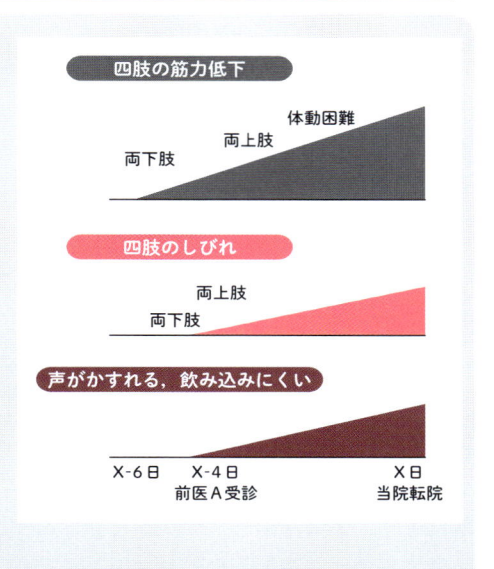

　この症例の部位診断について考えてみます．**2-F**の図1（p.41）をみるとわかるように，運動系や感覚系の神経経路は，大脳においては左右の経路が離れた場所に存在します．そのため，**四肢の筋力低下と感覚障害がみられた場合，大脳の1ヵ所の病変で説明することは困難です**．

　脳幹ではどうでしょうか．脳幹の病変で四肢の筋力低下と感覚障害の両者がみられるとすると，両側性，横断性の病変となるため，通常は意識障害が併発します．そのため，**意識清明の患者さんに四肢の筋力低下と感覚障害が認められた場合，部位診断は頸髄あるいは末梢神経のいずれかと考えられます**（筋力低下のみの場合は，筋や神経筋接合部も鑑別に残ります）．

この症例では，四肢の深部腱反射が消失していることと，膀胱直腸障害がなかったことから末梢神経に絞り込みます．嗄声や嚥下障害も頸髄では説明できませんが，末梢神経（脳神経）なら説明可能となります．

というわけで，そもそも推定される障害部位が末梢神経のため，全脊髄のMRI を撮像しようが，頭部 MRI を撮像しようが，病変を見つけられるわけがないということになります（前医 A 受診時の神経診察所見の詳細が不明なため，前医 A 受診の時点では，障害部位が末梢神経と推定するのが難しかった可能性はあります）．

適切な画像モダリティ・部位選択のために必要なこと

ここまで，画像を診断に役立たせるために，適切な画像モダリティを選択する必要があるということや，適切な検査部位を選択する必要があるということを，具体例を交えてお話ししました．読んでいただいてわかるように，**診断推論により，適切な鑑別疾患が頭に浮かんでいないと，その疾患を診断あるいは除外するのに必要な画像モダリティを選択することは難しい**です．病歴聴取と神経診察から，部位診断の推定ができていないと，病変があるはずのない部位の画像検査をしてしまう可能性があります．逆に部位診断の推定がきちんとできていれば，撮像範囲を狭めるかわりに画像の質を高めることができるかもしれません．検査時間の短縮により，患者さんやメディカルスタッフの負担を軽減できる可能性もあります．**画像を診断に役立たせるためには，適切な画像モダリティの選択や適切な検査部位の選択が重要ですが，その前提には，病歴聴取と神経診察により疾患カテゴリーの推測と部位診断をしっかり行うのが大事**ということになります．

文献

1) 中里良彦ほか：Isolated body lateropulsion の神経解剖学．Brain and Nerve **68**(3)：263-270，2016

COLUMN 7 　画像反転事件

　CT や MRI 画像の横断像/水平断像は，多くの施設では向かって左側に患者さんの身体の右側，向かって右側に患者さんの身体の左側がくるように表示されます．自分が左右の確認を怠ったために，誤診した症例を紹介します．

　40 歳代男性例で，近隣の脳神経外科クリニックで MRI を撮像したところ，多発性硬化症が疑われたため前医脳神経内科に紹介となり，さらに自分のところに紹介となりました．以前から頭痛持ちではあったものの，MRI を撮像する 9 日前頃から連日頭痛があり，2 日前には仕事中に同僚から少し呂律がまわりづらいのではと指摘されていました．診察してみると，明らかな構音障害はみられず，麻痺や半側空間無視のような神経学的異常所見は確認できませんでした．

　持参された実際の画像を **図 A** に示します．FLAIR 横断像で右半球の大脳白質に円形から楕円形の高信号域が散在しています．たしかに多発性硬化症の可能性もあるように思いましたが，「右に偏っているなあ」というのは気になりました．MR アンギオグラフィでは，向かって右側の内頸動脈の描出が不良にみえたため，左内頸動脈の狭窄があるのかと考えました．ただ，大脳白質の病変と反対側に存在すると思ったため，たまたま左内頸動脈の狭窄が合併したのか，アーチファクトなど他の問題なのか，いずれにせよ再検が必要と判断しています．「多発性硬化症疑い」として同日中に近隣施設で MRI 再検し，週明けの外来で結果説明の方針としました．

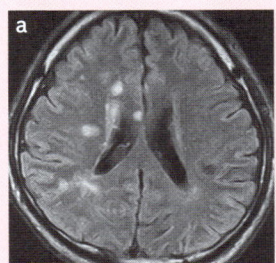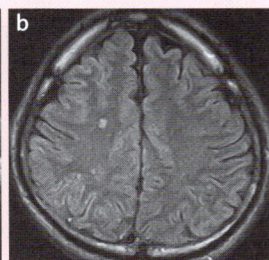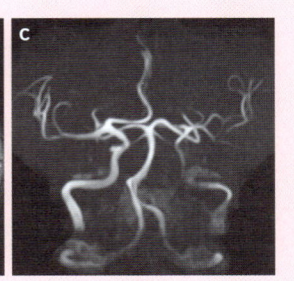

図 A ▶ 紹介元の前医で撮像した頭部 MRI

a, b：FLAIR 像，c：MR アンギオグラフィ（MIP 画像）．右大脳白質に円形から楕円形の高信号域が散在している．MR アンギオグラフィでは向かって右側の内頸動脈が描出不良となっている．

　ところが，MRI 再検した施設より連絡があり，「右内頸動脈解離と急性期梗塞があります」ということで，ただちに当院に戻ってきて入院となりました．再検した画像が図 B です．右大脳白質にみられた病変は拡散強調像で高信号，ADC マップで ADC 値が低下しており，急性期梗塞と思われました．当初の画像で左内頸動脈に異常があると考えたのは左右の誤りで，右内頸動脈に異常がみられています．真腔と偽腔の double lumen 様にみえ，解離隔壁も描出されており，内頸動脈解離とこれによる多発脳梗塞と診断しています．幸い入院までの間に神経症状・所見の悪化はなく，入院後の経過も良好でした．

　最初の MRI を撮像したクリニックでは，MR アンギオグラフィのみ向かって左側に患者さんの身体の左側，右側に患者さんの身体の右側が表示されていたことに自分が気づかなかったための誤診でした．よく見ると，画像にはきちんと身体の右側にあたるほうに「R」，左側にあたるほうに「L」と表記がついていました．「画像反転事件」なんてコラムタイトルにしましたが，単なる左右の確認不足です．画像が不鮮明ではありましたが，最初の MR アンギオグラフィの元画像をよく見ると，解離を疑える部分があり，MR アンギオグラフィを見る際には，MIP（maximum intensity projection）画像だけでなく，元画像を確認する必要があることも痛感しました．

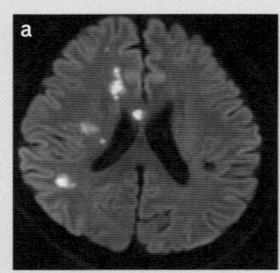
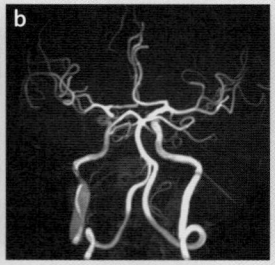
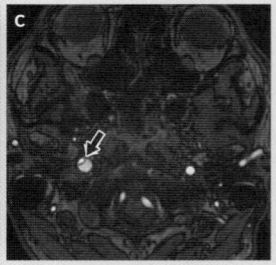

図 B　紹介後に再度撮像した頭部 MRI

a：拡散強調像，b：MR アンギオグラフィ（MIP 画像），c：MR アンギオグラフィ（元画像）．右大脳白質の病変は拡散強調像で高信号を呈している．MR アンギオグラフィでは右内頸動脈の外径が拡張してみえるが，真腔と思われる内部の強い高信号部は一部狭窄してみえる．元画像では真腔と偽腔の double lumen 様にみえ，解離隔壁（矢印）も描出されている．

4

様々な主訴から
実際に診断する

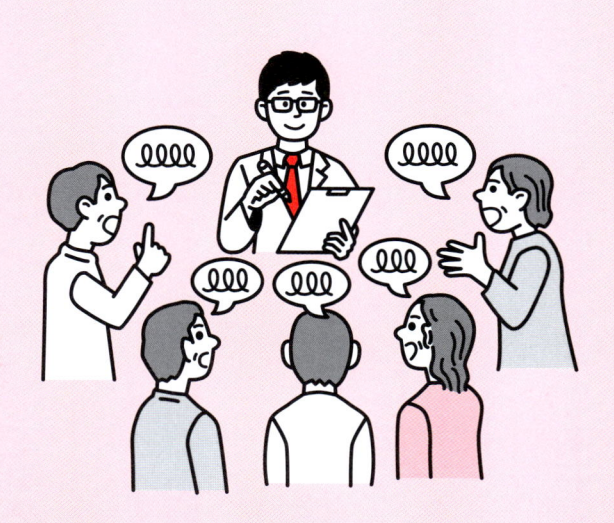

様々な主訴から実際に診断する

　これまで総論的に，病歴聴取と神経診察に基づく「古典的な診断推論法」や，画像を診断に上手に役立てるためにはどのようにしたらよいのか，といった話をしてきました．ここからは，比較的頻度の高い患者さんの主訴から，実際にどのように診断に至るかというところを，「古典的な診断推論法」と画像検査を交えて説明していきたいと思います．神経診察の具体的な方法については，自分がポイントと思うところのみ部分的に紹介しています．**いずれの主訴であっても，まず病歴聴取から病因診断（疾患カテゴリーの推測）と部位診断を行うことが重要**となります．

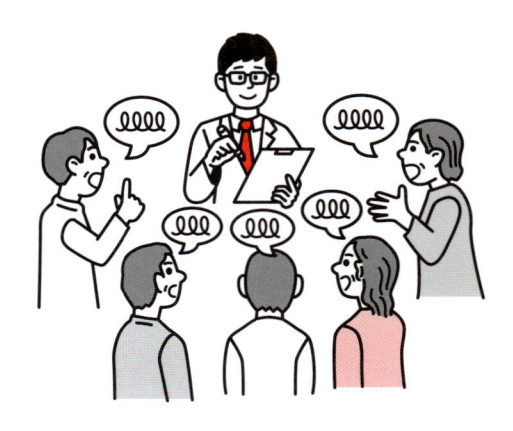

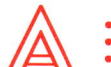：ふらつき

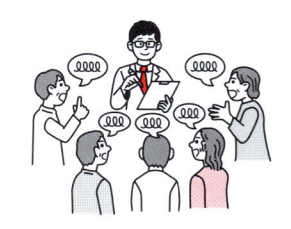

- 「ふらつき」が主訴の場合，その原因が小脳性運動失調なのか，感覚性運動失調なのか，姿勢反射障害なのかを鑑別する必要がある
  小脳性運動失調：小脳の障害により身体の平衡が保てなくなるもの
  感覚性運動失調：深部・固有感覚（関節位置覚，振動覚，運動覚）の障害により，運動に際して感覚に基づくフィードバックが働かないため，視覚情報の補正がないと運動が拙劣になったり，姿勢が保てなくなるもの
  姿勢反射障害：体が傾いた際に重心を移動してバランスをとる姿勢反射や，足を踏み出して転倒を防ぐ反射的動作が障害されて転倒しやすくなったもの
- 小脳性運動失調では，局所病変による症状なのか，全身性・両側性で小脳の系統変性による症状なのかを識別する必要がある

A-1：病歴聴取のポイント

　症状の経過から，病因診断（疾患カテゴリーの推測）を行っていきます．**2-C-1**（p.11）でもとりあげましたが，発症から受診までの時間経過が参考になります．一方で，同じ発症から3ヵ月であっても，ふらつきによりすでに歩行不能となっていれば，亜急性の進行ととらえますが，ふらつきはあるものの依然として独歩可能で，ひとりで公共交通機関を利用して来院できる程度であれば，疾患の進行スピードは緩徐と考えられ，慢性経過の最初の3ヵ月をみているととらえます．そのため，**発症からの時間経過に加えて，その時点での重症度を加味して判断していきます**．

　部位診断を考えるうえでは，**ふらつきの原因となる症候として，主に小脳性**

運動失調，感覚性運動失調，姿勢反射障害があげられます．そのため，病歴聴取のなかで，これらの症候のいずれが患者さんのふらつきの原因となっているかを確認していきます．

1 小脳性運動失調のポイント

　小脳性運動失調が原因の場合，ふらつき以外にも，構音や上肢にも失調症状がみられることが多いため，これを病歴のなかで確認するとともに，病歴聴取中の構音の様子を観察します．とくに**失調性構音障害の有無は，感覚性運動失調との鑑別に重要**となり，失調性構音障害があれば，ふらつきの原因としてまずは小脳性を考えます．

失調性構音障害

　失調性構音障害は，軽症の場合では，自覚症状がないこともあります．その場合には，家族に「**話し方，呂律のまわり具合に変化があるか**」を確認します．緩徐進行性の場合は，家族でも気づきにくいことがあることから，「仕事で電話対応する場合に聞き返されることが増えていないか」，「久しぶりに会った友人から指摘されたことがないか」といったことも確認してみるとよいでしょう．

上肢の症状

　上肢の症状については，**測定障害（dysmetria）**を反映した症状について確認していきます．日常生活のなかで，腕を伸ばして物をとろうとするときに，ずれるようになったという症状が典型的です．仕事などで日常的にキーボード操作を行う方では，押したいキーとずれたところを押してしまうといった症状がみられます．

　書字のしづらさの特徴は，パーキンソニズムとの鑑別のポイントになります．**パーキンソニズムでは書いた文字が小さくなる（小字症）**のに対し，**小脳性運動失調では筋トーヌスの低下や時間測定障害（運動停止のタイミングが遅延する）により，トメ，ハネがうまくいかず，字が汚くなる**特徴がみられます．年賀状を書く習慣がある方については，「○年の正月に年賀状を書いた際はどうでしたか？」といった形で，発症時期の特定に役立つこともあります．

小脳性運動失調が原因のふらつき

身体の平衡が保てなくなることが原因のため，階段を降りる際に怖いと感じ，手すりを使うようになることが多いです．また，身体の平衡が保たれなくなると，片足立ちが困難となります．日常生活のなかで，誰もが片足立ちになるのは，ズボンや靴の着脱時です．このような動作のときにふらつきやすくなり，どこかに手でつかまって

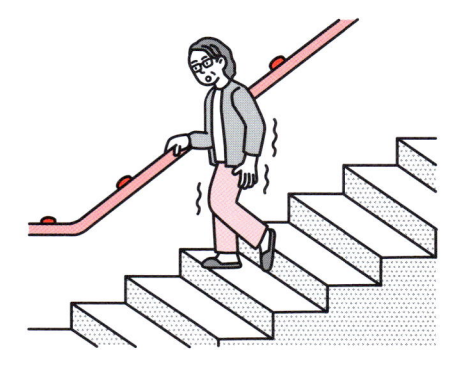

着脱するようになったり，座ってから着脱するようになっていないかも確認していきます．

❷ 感覚性運動失調のポイント

感覚性運動失調を示唆する病歴のポイントは，**視覚情報による補正がきかなくなる閉眼時に，症状が増悪すること**です．洗顔は立位で行うことが多く，閉眼する必要があるため，深部覚障害による感覚性運動失調がある患者さんでは，早期から洗顔時にふらつきが強くなることを自覚しています．代償的に，洗面台に身体をおしつけるようにして洗顔していると話される方も多いです．**洗面現象とも呼ばれ，ロンベルグ**

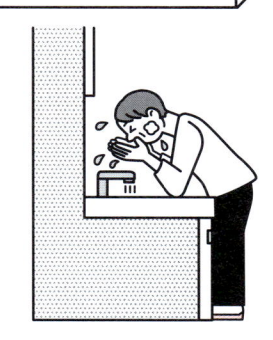

(Romberg) 徴候と同じものを日常生活のなかでみていることになります．

3 姿勢反射障害のポイント

姿勢反射障害により，ふらつきや転倒がみられる方では，一般的には他のパーキンソニズムを伴っていることが多いです．**4-C** (p.161) でとりあげるパーキンソニズムを示唆するような病歴があわせて存在するかどうかを確認していきます．

姿勢反射障害がある場合，**前方に少しバランスがくずれると，そのまま転倒を防ぐために重心を追いかけるように足が「とっとっとっ」と前に出る加速歩行（突進現象）**がみられることや，**椅子に座る際に「どしーん」と勢いよく座ってしまう様子**がみられることもあるので，歩行の様子や椅子に座る際の様子を尋ねるとともに，診察室に入って椅子に座るまでをよく観察していきます．

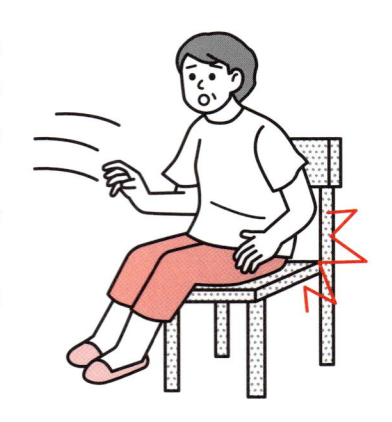

進行性核上性麻痺

姿勢反射障害を呈する代表的な疾患の1つである進行性核上性麻痺は，姿勢反射障害，パーキンソニズム以外に小脳性運動失調も呈しうる疾患です．小脳性運動失調が混在している場合，ふらつきなどの症状が小脳性運動失調からくるものなのか，姿勢反射障害に由来するものなのか，病歴聴取のみで見極めるのはなかなか難しくなってきます．この場合には，診察で小脳性運動失調や姿勢反射障害の程度を評価することで，両者の存在を確認するとともに，どちらがどの程度症状に寄与しているのかを見積もることができます．

4 小脳の局所病変なのか系統変性なのか

とくに小脳性運動失調においては，**小脳の系統変性による症状なのか，小脳の局所病変による症状なのか**もポイントになります．**系統変性の場合には，小脳性運動失調による症状が構音，上肢，体幹・下肢と全身にわたって両側性に**みられます．

局所病変による症状では，一側の小脳半球の病変によって一側性に症状がみられる場合や，小脳虫部に限局した病変によって体幹性運動失調（によるふらつき）のみがみられる場合があります．系統変性なのか局所病変なのかは疾患カテゴリーの推測に役立ってきます．

Ⓐ－② : 診察のポイント

1 小脳性運動失調の診察

　小脳性運動失調の特徴として，動作を繰り返すことで，その症候に改善傾向がみられてしまうということがあります．したがって，**診察時にはその動作の初回の試行から，注意深く観察する必要があります**．

指鼻指試験，指鼻試験，指耳試験

　上肢の小脳性運動失調を評価する診察法として，**指鼻指試験**があります．被検者自身の鼻と検者の指を交互に触れる動作を繰り返していきます．この際，検者の指の位置は，1回1回動かしていきます．このほかに，**指鼻試験**や**指耳試験**があります．被検者自身の手指で鼻や耳に触れる動作を繰り返すため，視力の問題があっても評価可能という利点はありますが，指鼻指試験のほうが小脳性運動失調を検出しやすいとされています．

　これらの試験では，測定障害，とくに指が目標より行きすぎてしまう測定過大があるかどうか，運動分解（指が目標に向かって一直線に滑らかに動かず，2相性あるいは多相性にカクカク，ギクシャクした動きになる）があるかどうかを観察していきます．測定過大がある場合，目標に到達する際に，測定過大に対する修正の動きが混じり，指先が動揺する動き（終末時動揺，terminal oscillation）もみられます．個人的な印象としては，指鼻指試験では1回1回タイミングよく検者の指を動かす必要があるため，被検者の指の観察に集中しづらい印象があります．そのため，Scale for the Assessment and Rating of Ataxia (SARA) の評価項目に含まれる指追い試験も一緒に評価しています[1]．

指追い試験 （図1）

　検者は自分のタイミングで（SARAでは2秒に1回）指を動かせるため，被検者の指の観察に集中しやすく，測定過大の評価がしやすいように思います．**測定障害は，動作がゆっくりだと検出しにくくなる**ため，**評価時には被検者の動作スピードに注意する**必要があり，**パーキンソニズムを伴っている場合には小脳症候が評価しにくくなる**ことに留意する必要があります．

図1　指追い試験

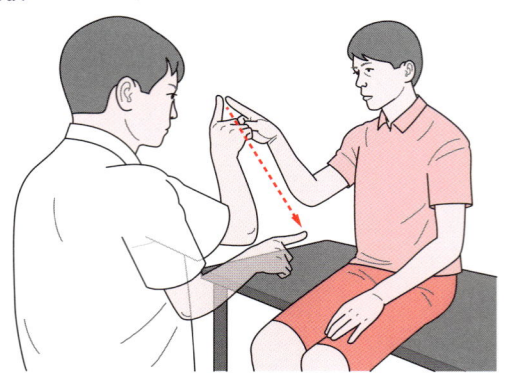

検者は患者さんと対面の位置で座る．検者の示指の先端は，患者さんの手のリーチの50％くらいのところに置き，患者さんに検者の示指を自身の示指で指さしてもらう．検者の示指と患者さんの指の間は少しあける．「検者が指を動かすので，できるだけ素早くついてきてください」と指示し，検者の指を，患者さんが予期できない方向（リーチの50％程度の同一平面上で）に30cm動かす．

⚡ 感覚性運動失調の診察

　感覚性運動失調は，深部感覚の障害により，随意運動に際して体性感覚によるフィードバックがうまく働かず，運動が拙劣になる症候であり，視覚情報による補正がない場合により顕著にあらわれます．そのため指鼻試験や膝踵試験を，**開眼して動作をみながら行った場合と，閉眼時とで比較し，閉眼時に明らかに増悪がある場合に，感覚性運動失調を考えます**．

ロンベルグ（Romberg）試験

　ロンベルグ試験では，開眼したまま被検者に閉脚立位（つま先をそろえて両足を閉じてもらう）をとってもらい，開眼で安定して立位保持ができることを確認した後，閉眼してもらい，動揺の様子を観察します（図2）．閉脚立位ですでにふらつきがある場合，安定して立てる程度に最小限両足を開いてもらいます．閉眼後，とくに高齢者では，明らかな感覚性運動失調がない場合でも，やや動揺することがあるため，軽度の動揺をもってロンベルグ徴候陽性とするのは注意が必要です．明らかに動揺が強まったり，検者の支えなしでは倒れてしまうものを陽性とします．

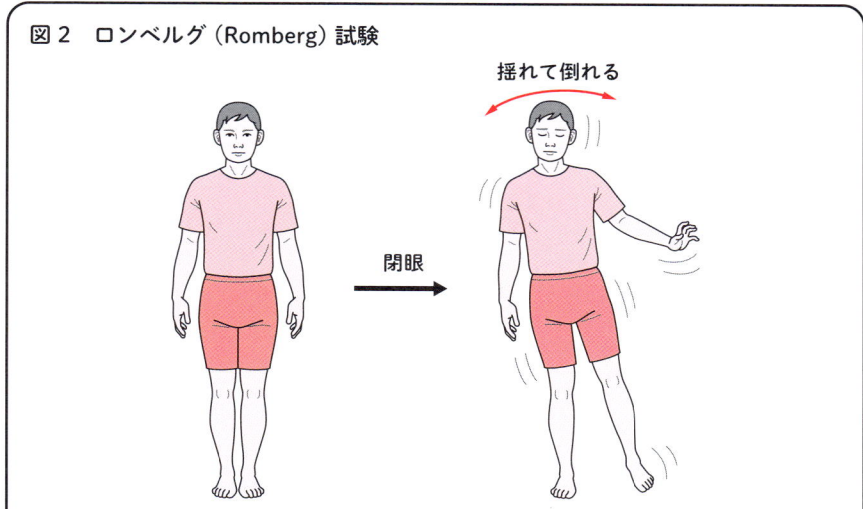

図2　ロンベルグ（Romberg）試験

揺れて倒れる

閉眼

開眼したまま患者さんに閉脚立位の肢位をとってもらい，開眼で安定して立位が保持できることを確認した後，閉眼してもらい動揺を観察する．倒れる場合に保持できるように周囲で備え，患者さんにも安全を担保することを伝えておく．

　動揺の程度が微妙で判断に迷う場合もあると思います．**2-G**（p.51）で述べたように，あるいはすでに繰り返し様々な成書でも強調されているとおり，**単に陽性か陰性ではなく，観察したままの様子を記載したうえで「〇〇なので陽性と判断した」と解釈を記載するのがよい**と思います．感覚性運動失調の場合，立位が安定して保持できているならば，閉眼した瞬間にただちに「すとーん」と一方向に倒れ込むようなことはなく，閉眼後すぐに動揺がみられ，絶え間なく全方向に揺れているなかで，場合によっては倒れ込んでいくという現象がみられます．一定時間動揺がなかった後で，突然バランスを崩してステップを踏むものの，決して転倒しない場合や，注意をそらしたり，被検者の背中に数字を描くことで改善がみられるような場合，"functional Romberg" sign として機能性神経障害でみられやすい徴候と報告されています[2]．機能性神経障害では，繰り返し試験しても，必ず同じ方向に倒れ込む様子がみられることがありますが，この場合は，一側の前庭障害との鑑別が必要です．

図3 プルテスト

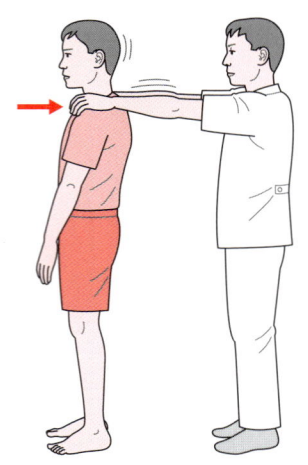

開眼したまま患者さんに，両足を肩幅程度に楽に開いた状態で起立してもらう．検者は患者さんの後ろ側で，倒れそうになったら支えることができ，それでいて後方へのステップを十分に観察できる位置に起立する．最初に軽く両肩を引き，どのようなテストをするのか実演した後で，患者さんの重心が移動して後方に足を出さないといけないくらいの力で後ろ（検者のいる方）に向かって両肩を引っ張る．

3　姿勢反射障害の診察

　姿勢反射障害の診察としてはプルテスト（pull test）を行っていきます．

プルテスト（図3）

　被検者には開眼したまま，両足を平行に，肩幅程度に楽に開いた状態で起立してもらいます．急速に力強く肩を後ろに引くことにより，突然の重心の移動に対する反応を見ます．最初に軽く両肩を引き，どのようなテストをするのか実演した後で，被検者の重心が移動して後方に足を出さないといけないくらいの力で後ろ（検者のいる方）に向かって両肩を引っ張ります．後方へのステップは2歩までは正常，3歩以上になると異常と判断します．倒れ込んだ場合に支えられる，それでいて後方へのステップがしっかり観察できる距離に検者は立っている必要があります．

🄰-3：症例提示

CASE 1　「慢性」×「小脳の系統変性」

　60歳代女性例です．5年前頃から呂律がまわりにくくなり，2年半ほど前からふらつきで階段を降りるのが怖くなりました．同じ頃から書字もしづらく，とくに走り書きが汚くなったということでした．

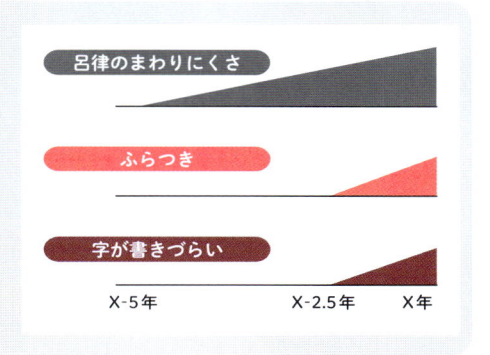

　病歴聴取から，**症状経過は5年前からの緩徐進行性であり，「慢性」と考え，疾患カテゴリーとしては良性腫瘍のような新生物や変性疾患を推測します**．症状から，小脳性運動失調の存在が示唆され，構音，上肢，体幹・下肢と**全身性に症状がみられていることから，局所の病変よりは小脳の系統変性を考えます**．以上より，病歴聴取からは小脳の系統変性を起こす変性疾患である脊髄小脳変性症を疑います．

　神経診察では，失調性構音障害に加えて，四肢や体幹の小脳性運動失調が確認されました．頭部MRIでは小脳の萎縮を認めますが，脳幹の容積は保たれているようにみえます（**図4**）．血液検査などを含めて，小脳障害をきたす他の原因が否定的であり，脊髄小脳変性症と診断しています．

脊髄小脳変性症とは

　脊髄小脳変性症では約1/3程度が遺伝性とされています[3]．本症例では，母親が脊髄小脳変性症の診断で他院通院中，詳細不明ながら母親の同胞や，母方の祖母の同胞にも類症があったという家族歴がありました．3世代にわたって同じ疾患と思われる方が存在することは常染色体顕性遺伝として典型的です．常染色体顕性遺伝の脊髄小脳変性症で，本邦で頻度が高いのは遺伝性脊髄小脳失調症（spinocerebellar ataxia：SCA）の3型，6型，31型，そして歯状核赤核淡蒼球ルイ体萎縮症です．

図4　CASE 1 の頭部 MRI

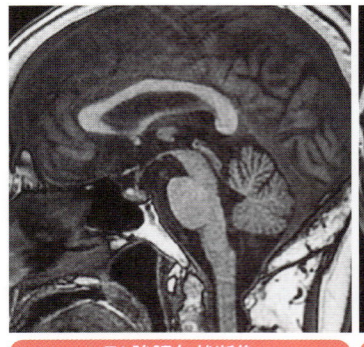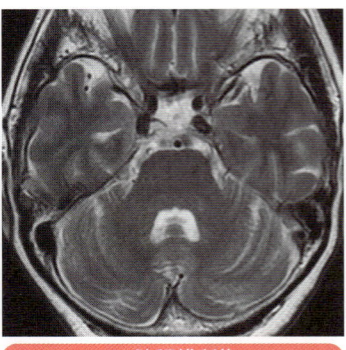

T1 強調矢状断像　　　**T2強調横断像**

小脳虫部は上面優位に軽度萎縮しており，脳幹の容積は保たれている．小脳半球にも軽度萎縮がみられる．

診察で小脳性運動失調以外の神経学的異常所見に乏しく，頭部 MRI でも小脳のみに萎縮がみられることから，これらのうち純粋小脳型の 6 型（SCA6）あるいは 31 型（SCA31）が疑われます．遺伝カウンセリングをふまえて遺伝学的解析を行い，SCA31 と最終診断しています．

- 慢性の経過で，小脳の系統変性と判断される場合，「小脳の変性疾患＝脊髄小脳変性症」を考える
- 常染色体顕性遺伝形式の遺伝性脊髄小脳変性症のうち，純粋小脳型を呈するものとして本邦では SCA6，SCA31 の頻度が高い

CASE 2 「慢性」×「小脳の系統変性」

50 歳代男性例です．6 年ほど前からすでに平地歩行時のふらつきがあり，2 年ほど前から呂律のまわりにくさがありました．平地歩行でふらつく以前に，階段を降り

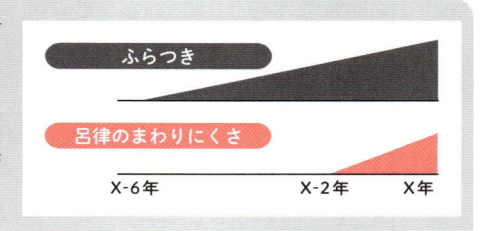

> **図5　CASE 2 の頭部 MRI**
>
>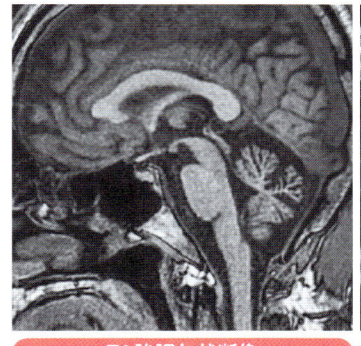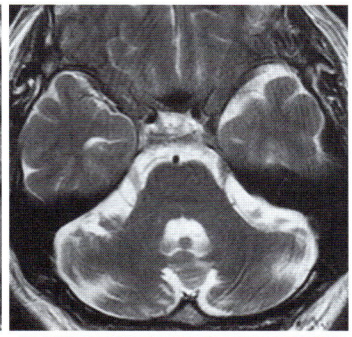
>
> **T1 強調矢状断像**　　**T2 強調横断像**
>
> 小脳萎縮を認める．脳幹の容積は保たれている．

る際に手すりを使うようなことがあったかは思い出せないということでした．また経過中に書字もしづらくなっていたようですが，いつからかはわからないということでした．

　CASE 1 と同様に，症状から，小脳性運動失調の存在が示唆され，構音，上肢，体幹・下肢と**全身性に症状がみられていることから，小脳の系統変性を考えます**．経過は「慢性」であり，やはり CASE 1 と同様に脊髄小脳変性症を疑います．神経診察では，失調性構音障害に加え，四肢や体幹の小脳性運動失調が確認されました．頭部 MRI では，小脳の萎縮を認めています（図5）．

　脊髄小脳変性症と診断するにあたっては，表1 のような慢性の経過で小脳の系統変性をきたす他の原因がないかどうか検討する必要があります．**CASE 1** と異なり，この症例ではアルコール多飲歴がありました．多いときには 1 日にビール 1,000 mL と焼酎ボトル半分，ワイン 1 本程度を飲んでおり，受診した頃には以前よりは減っていたものの 1 日にグラスでビール 2 杯，焼酎を割ったものを 4 杯程度飲んでいました．

　2-C-1（p.13）で述べたように，中毒性は急性あるいは亜急性の経過をとることが多いですが，アルコール性小脳変性症のように慢性の経過をとるものもあります．アルコール性小脳変性症と暫定診断しましたが，アルコール性小脳変

> **表1　慢性の経過で小脳の系統変性をきたしうる脊髄小脳変性症以外の原因**
>
> ・**アルコール性**
> ・**薬剤性**
> 　　抗てんかん薬（フェニトイン，カルバマゼピンなど）
> 　　ブロモバレリル尿素
> 　　トルエン
> ・**ビタミン欠乏**
> 　　ビタミン B_1
> 　　ビタミン E
> ・**自己免疫性小脳失調症（通常は亜急性の経過をとるが，慢性経過をとることもある）**
> 　　抗 GAD 抗体陽性小脳失調症
> 　　グルテン失調症
> ・**脳表ヘモジデリン沈着症**

性症の場合，どのくらいの期間でどのくらいの量を摂取したら症状が出るのかという明確な基準がないのが難しいところです．

　念のため家族歴を確認すると，父親は 50 歳代でくも膜下出血により亡くなっており，自身が幼少のときに両親が離婚したため，母親とはまったく連絡をとっていないということでした．母方については，母親以外についてもまったく詳細はわからないということでした．家族歴が「ある」か「ない」かで言えば，「ない」ということになりますが，父親がもう少し長生きされていれば発症していた可能性や，母方に類症の方がいる可能性が残るため，遺伝性の可能性は決して低いとはいえません（p.32，**2-E-3** 参照）．本症例も遺伝カウンセリングをふまえて遺伝学的解析を行い，SCA6 と最終診断しています．

> ・慢性の経過で小脳の系統変性がみられる場合，脊髄小脳変性症と診断する前に，アルコール性や薬剤性など他の原因がないか確認する必要がある
> ・両親が若くして亡くなられている場合や，離婚などにより情報が得られない場合には，明らかな家族歴がなくとも，遺伝性疾患の可能性は一定程度残る

CASE 3 「慢性」×「小脳・自律神経の系統変性」

50 歳代女性例です．2 年半ほど前から，食後に立位をとった際に「血の気が引くような」感じを自覚していました．ご自身で血圧測定すると，症状がみられた際には収縮期血圧が 50〜70 台だったということです．2 年ほど前から頻尿や切迫性尿失禁がみられるようになり，1 年ほど前からはズボンの着脱時にふらついてしまうようになりました．その後，呂律のまわりにくさがみられたり，キーボードを打ち間違えることも増えてきたということでした．

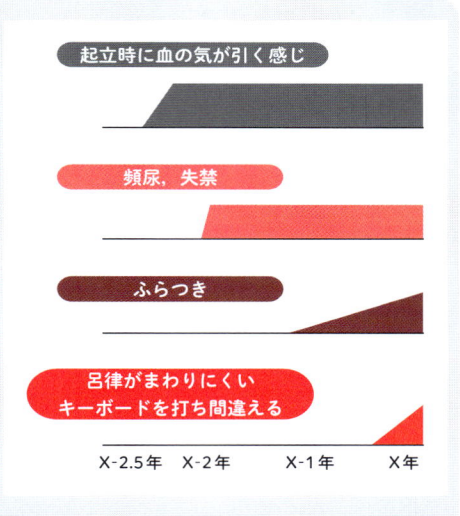

起立時に血の気が引く感じ

頻尿，失禁

ふらつき

呂律がまわりにくい
キーボードを打ち間違える

X-2.5年　X-2年　X-1年　X年

　症状からは起立性低血圧や排尿障害といった自律神経の障害が示唆され，運動症状としては，小脳性運動失調が示唆されました．**自律神経系に加えて，小脳の系統変性があると推測されます**．運動症状のみからは，「慢性」の経過とあわせて脊髄小脳変性症を考えます．

　幼少時に両親が離婚されており，父親を含む父方の家族歴は不明ですが，母親は 70 歳代で健在であり，同胞 1 名とあわせて類症はみられませんでした．脊髄小脳変性症の孤発性のうち，2/3 は多系統障害型の多系統萎縮症が占めます[3]．小脳系の障害に加えて，自律神経系の障害が示唆されることから，小脳症状優位の多系統萎縮症（multiple system atrophy with predominant cerebellar ataxia：MSA-C）を疑います．

　診察では，小脳性運動失調に加えて深部腱反射の亢進や下肢の軽度痙性もみられ，錐体路の障害もうかがわれ，MSA-C に矛盾しない所見でした．頭部 MRI では橋底部や小脳の萎縮に加え，ホットクロスバンサイン（p.130，**COLUMN 8** 参照）の縦線，中小脳脚の萎縮と T2 強調像での高信号化を認めました（**図 6**）．ヘッドアップティルト検査で起立性低血圧が確認され，残尿エコーで

> **図6　CASE 3 の頭部 MRI**
>
>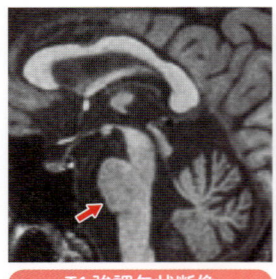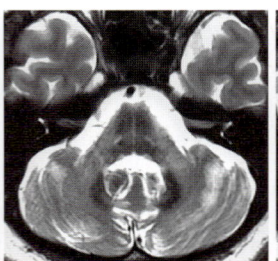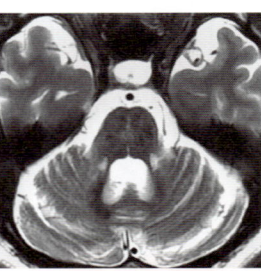
>
> **T1 強調矢状断像**　　**T2 強調横断像**
>
> 橋底部の下面（矢印）に軽度萎縮がみられ，小脳も萎縮している．橋にはホットクロスバンサインの縦線がみられ，中小脳脚は萎縮し高信号化している．

も一定量の残尿を認めており，最終的に MSA-C と診断しています．

多系統萎縮症（MSA）とは

　MSA は，他の脊髄小脳変性症と比較して進行が速く，平均すると発症から 3 年程度で歩行に補助具が必要となり，5 年程度で車椅子が必要となり，6〜8 年で寝たきりになるという疾患です．声帯開大不全や中枢性呼吸障害，窒息などによる突然死のリスクもあり，早期の適切な診断と，慎重な病名告知が必要となります．

> ・慢性の経過で小脳の系統変性を認め，自律神経障害を伴う場合には，孤発性の脊髄小脳変性症の 1 つである MSA-C を考える
> ・MSA-C は他の脊髄小脳変性症と比較して進行が速く，突然死のリスクがある

CASE 4 「亜急性」×「小脳の系統変性」

70歳代女性例です．6ヵ月ほど前からふらつきが出現し，4ヵ月前から書字のしづらさがみられるとともに，ふらつきの増悪で転倒がみられています．当科入院時は，すでに歩行に介助が必要と

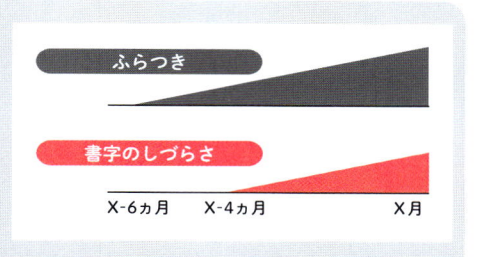

なっていました．本人からの病歴聴取では構音障害の自覚はありませんでしたが，病歴聴取中の話し方から軽度の失調性構音障害がうかがわれました．

　症状から，小脳性運動失調の存在が示唆され，構音，上肢，体幹・下肢と**全身性に症状がみられていることから，小脳の系統変性を考えます**．経過は6ヵ月ということで，この数字のみでは亜急性か慢性か判断に迷いますが，**すでに独歩困難となっていることから亜急性ととらえました**．疾患カテゴリーとしては，感染性（真菌性，結核性），自己免疫性，新生物（悪性腫瘍），内分泌・代謝，中毒，精神疾患などが鑑別になりますが，局所の病変ではなく系統変性が示唆されていること，発熱などの全身症状がないことから，自己免疫性や内分泌・代謝，中毒，精神疾患が残ってくるかと思います．

　小脳障害をきたすようなアルコール多飲歴や薬剤の内服歴はなく，神経診察では水平方向で注視方向性眼振がみられたほか，病歴聴取で得られた症状に合致する小脳性運動失調を認め，機能性神経障害を示唆するような所見はみられませんでした．このため，臨床的に傍腫瘍性神経症候群や自己免疫性小脳失調症が疑われました．

　頭部MRIでは，ごく軽度の小脳萎縮があるかどうかというところであり，すでに独歩困難となっている重症度に見合うような萎縮は少なくとも認めませんでした（**図7**）．傍腫瘍性神経症候群に関連する抗神経抗体の検索を行い，抗Zic4抗体が陽性でした．

　FDG-PET/CTでは，肝門部や傍大動脈リンパ節の腫大とFDG集積がみられ，背景として示唆される悪性腫瘍と関連すると思われましたが，生検を含めたさらなる精査は希望されませんでした．ステロイド加療を行い，症状の部分

図7　CASE 4 の頭部 MRI

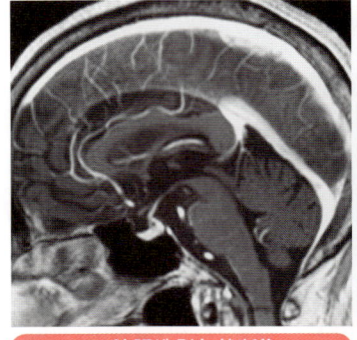 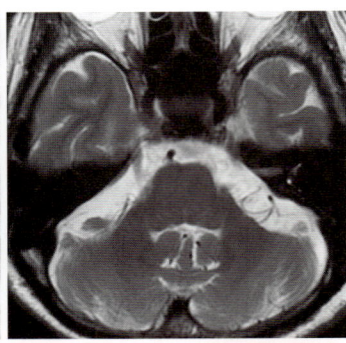

| T1 強調造影矢状断像 | T2 強調横断像 |

ごく軽度の小脳萎縮がうかがわれる.

的改善がみられた後，転医されました.

　最終的に傍腫瘍性小脳失調症と診断しています．脊髄小脳変性症は現時点で疾患修飾療法が存在しないのに対し，傍腫瘍性小脳失調症や自己免疫性小脳失調症は腫瘍に対する加療や免疫療法により，進行の停止や症状の改善が得られる可能性があり，見逃すことがないように注意する必要があります.

> ・亜急性の経過で小脳の系統変性を認める場合，傍腫瘍性神経症候群や自己免疫性小脳失調症が考えられる
> ・傍腫瘍性神経症候群や自己免疫性小脳失調症では，腫瘍に対する加療や免疫療法で進行の停止や症状の改善が得られる可能性がある

CASE 5 「突発完成型」×「小脳の局所病変」

　70 歳代女性例です．1 年ほど前に心臓弁膜症の手術を行った既往があります．術後，心房細動がみられたため，一時期ワルファリンを内服していたようですが，自然に洞調律に復帰したためワルファリンは中止となっていました．ある日の夜にトイレで排尿後，ふらつきで歩行困難となりました．翌

図8　CASE 5 の頭部 MRI

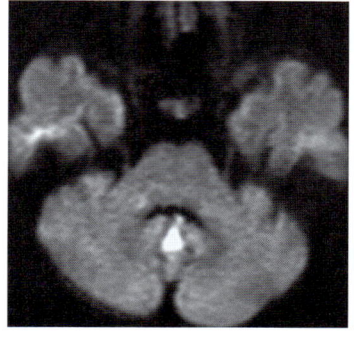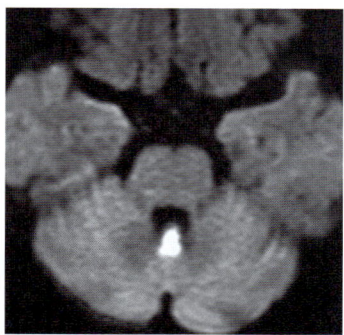

拡散強調像：小脳虫部に高信号域を認める.

朝起床後もふらつきで歩行困難なため受診しています．構音障害の自覚はなく，病歴聴取時の話し方にも異常はみられませんでした．

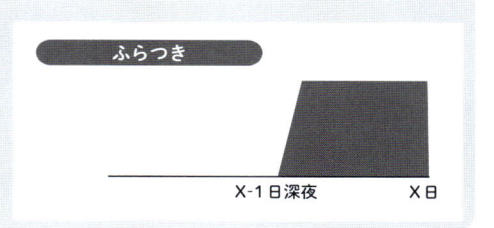

ふらつき

X-1日深夜　　　　X日

　症状の経過は突発完成型で，疾患カテゴリーは血管性や外傷が疑われますが，病歴では外傷を示唆するエピソードはありません．失調性構音障害や上肢の小脳性運動失調を示唆する症状がないため，**体幹運動性失調を呈するような小脳の局所病変**で説明できそうです．脳血管障害のうち，出血性の病態を鑑別するために頭部 CT が撮影され，出血を示唆する高吸収域はみられませんでした．頭部 MRI が撮像され，小脳虫部に拡散強調像で高信号域を認め（**図8**），急性期の脳梗塞と診断しています．

- **小脳虫部の局所病変では体幹運動性失調のみを呈することがあり，構音や四肢の診察では小脳性運動失調が明らかでないことがある**

図9　CASE 6の頭部MRI

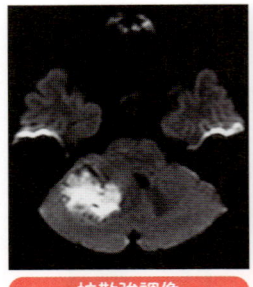 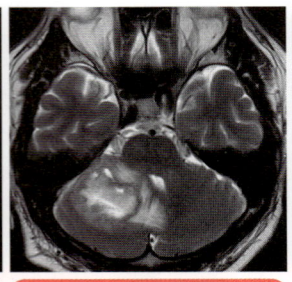 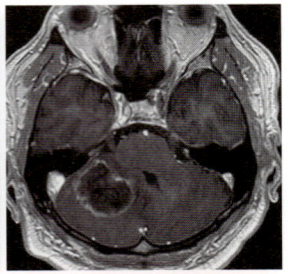

拡散強調像　　　　　T2強調横断像　　　　造影後T1強調像

右小脳半球に拡散強調像で高信号となる病変を認める．病変内部はT2強調像で不均一な高信号を呈し，辺縁部が低信号となっている．その周囲には浮腫と思われる高信号域がみられる．病変の辺縁部にリング状の造影効果がみられる．

CASE 6 「急性」×「小脳の局所病変」

　50歳代男性例です．5日ほど前から頭痛がみられ，2日前からめまい感や嘔気が出現，1日前からは右手で書字がしづらく，ふらつきで歩行も困難ということで受診しています．

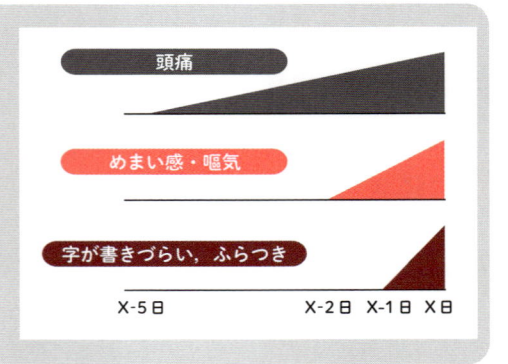

症状の経過は急性で，疾患カテゴリーは感染性（細菌性，ウイルス性），自己免疫，内分泌・代謝，中毒，精神疾患などが鑑別となります．部位診断については，右小脳の局所性病変なのか，小脳の系統変性なのか病歴聴取のみでは判断困難でした．神経診察では，右上下肢の小脳性運動失調が認められ，**部位診断は右小脳の局所性病変**と考えました．頭部MRIが撮像され，右小脳半球に拡散強調像で高信号となる病変がみられました．造影後T1強調像では，リング状の造影効果を認めています（**図9**）．

表2　リング状の造影効果を認める疾患

疾患	特徴
膠芽腫	リングの辺縁が不整
転移性脳腫瘍	リングの辺縁が不整
悪性リンパ腫	免疫低下例 リングの辺縁が不整
腫瘤様を呈する脱髄性疾患	リングの辺縁が一部途切れる 内部を髄質静脈が貫通する像（磁化率強調像）
脳膿瘍	リングの辺縁が比較的均一

　脳膿瘍の診断で，抗菌薬投与と穿頭ドレナージ術が施行され，膿瘍の細菌培養検査では複数の口腔内常在菌が検出されました．脳膿瘍では，液化した壊死腔内容物の粘稠度上昇により，水分子の拡散が制限され，拡散強調像で高信号を呈します（p.69参照）．また，脳膿瘍は造影後T1強調像でリング状造影効果を呈する鑑別疾患の1つです（表2）．

・脳膿瘍では拡散強調像で高信号を呈し，リング状の造影効果を認める

CASE 7 「亜急性」×「後索＋側索病変」

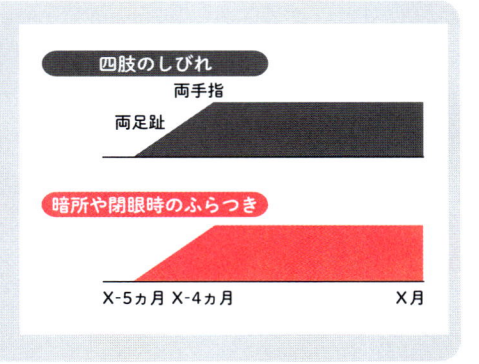

　20歳代女性例です．5ヵ月ほど前から足趾のしびれがみられ，暗闇での階段昇降で転びやすくなりました．4ヵ月ほど前からは両手指のしびれが出現し，開眼の立位は問題ないものの，洗顔で目をつぶる際にふらついてしまうということで受診しています．

　症状の経過は少し微妙なところですが，**最初の1，2ヵ月は亜急性の進行**が

みられていたようです．感染性 (真菌性，結核性)，自己免疫，新生物 (悪性腫瘍)，内分泌・代謝，中毒，精神疾患が疾患カテゴリーとして考えられます．部位診断については，四肢のしびれと感覚性運動失調を疑う病歴であるため，**頸髄レベルの後索病変を推定**します．神経診察で確認していくと，四肢の深部腱反射が亢進しており，感覚系では表在覚の障害はないものの，四肢に軽度の深部覚障害，母趾の位置覚障害を認めました．ロンベルグ試験では，開眼立位ではほぼ動揺なく保持できるものの，閉眼で明らかに動揺が増悪し，支えないと倒れそうになるため陽性と判断しています．部位診断は頸髄レベルの後索病変で矛盾ないことが確認でき，**四肢の深部腱反射亢進から側索にも病変が及んでいる可能性**を考えました．上述した病歴以外に，併存症である精神疾患のため，発症前に一定期間，食事摂取不良や嘔吐がみられていました．

　以上より，亜急性連合性脊髄変性症を疑ってビタミン B_{12} を測定したところ，121 pg/mL と低値であり，診断確定としています．発症早期は亜急性の進行であったものの，その後やや進行が停止してみえる様子があり，食事摂取ができるようになったことで部分的に補充されていた可能性があります．上部消化管内視鏡検査で，ビタミン B_{12} 欠乏に関連するような異常所見はみられず，抗内因子抗体や抗胃壁細胞抗体はいずれも陰性でした．

亜急性連合性脊髄変性症の典型例

　本症例の頸椎 MRI では異常所見がみられませんでしたが，典型的な所見が観察された症例の頸椎 MRI 画像を**図 10** に示します．70 歳代男性例で，1 ヵ月前から手指のしびれが出現するとともに，補聴器が耳に入れにくいという，視覚の補正がききにくい動作に関する不自由さの訴えがありました．診察では両上肢のしびれに加えて，四肢の振動覚障害，母指探し試験での異常を認めたほか，ロンベルグ徴候が陽性でした．ビタミン B_{12} が測定感度以下の低値であり，原因として抗内因子抗体陽性が判明しています．頸椎 MRI の T2 強調像では，頸髄内の楔状束に「ハ」の字型の高信号を認めています (**図 10**)．亜急性連合性脊髄変性症では，こうした「ハ」の字型の高信号以外に，後索全体，あるいは後索と側索の両者に高信号がみられることがあります．

　同様な臨床経過・画像所見をとりうる代謝性疾患として，葉酸欠乏や銅欠乏があげられるため，ビタミン B_{12} だけではなく，葉酸や銅を含めて血液検査で測定する必要があります．また，実臨床では「しびれ」を呈した患者さんに対

図 10　亜急性連合性脊髄変性症の典型的な頸椎 MRI 所見

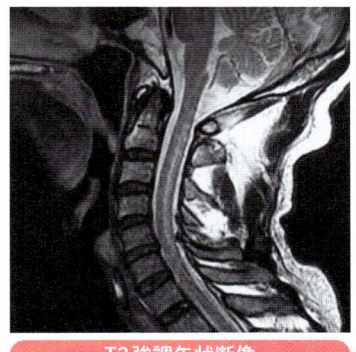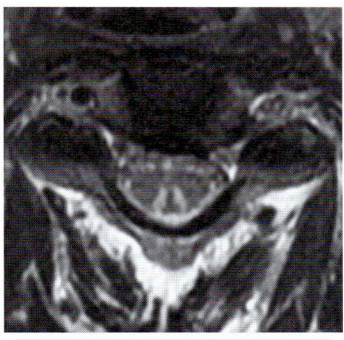

T2 強調矢状断像　　**T2 強調横断像**

矢状断では頸髄内後部に帯状の高信号がみられ，横断像では後索内の楔状束に一致するように
「ハ」の字型の高信号を認める.

して，ビタミン B_{12} を測定することなく，ビタミン B_{12} の内服製剤が処方され
ている例が散見されます. このような場合には，不十分な加療により症状の進
行は停止したものの，後遺症が残っているという形で受診されることがあり，
症状の経過を丁寧に聴取し，ビタミン B_{12} 内服製剤の投与開始時期と症状の進
行停止がみられた時期が合致するかなどを確認していく必要があります.

> ・亜急性の経過で，後索，あるいは後索と側索の障害を示唆する症候がみ
>   られた場合，ビタミン B_{12} 欠乏による亜急性連合性脊髄変性症が考えら
>   れる
> ・ビタミン B_{12} 欠乏による亜急性連合性脊髄変性症と類似した臨床経過・
>   画像所見をとりうる代謝性疾患として，葉酸欠乏性脊髄症，銅欠乏性脊
>   髄症があげられる

CASE 8 「慢性」×「錐体外路の系統変性＋前頭葉の障害」

　60 歳代女性例です．3 年ほど前からふらつき感が，1 年ほど前から転倒がみられるようになりました．歩幅の小さい歩行となり，「とっとっと」と前方に突進して転倒する様子があり，布団に「どしーん」と座り込むため，そのまま後ろにバランスを崩して壁に頭をぶつけることもみられています．小声になり，以前と比べて身なりにあまり注意をはらわなくなり，靴のかかとを踏みつけたまま履いていることもあるということでした．

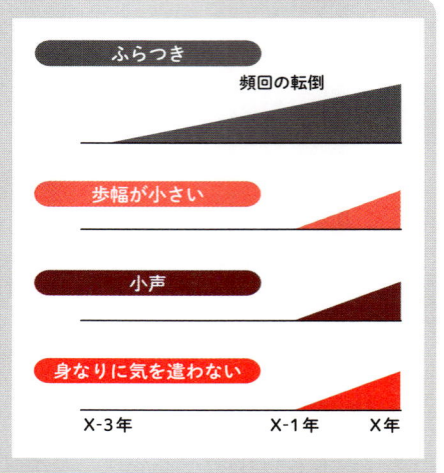

　小声や小刻み歩行を示唆する病歴があり，姿勢反射障害を疑わせるエピソードもあるため**錐体外路の系統変性を考えます**．前頭葉機能障害を疑わせるエピソードもみられています．**経過は慢性であり，錐体外路の系統変性をきたす変性疾患が鑑別**にあがり，そのなかでも早期から転倒がみられやすく，前頭葉機能障害をきたしやすい進行性核上性麻痺を疑います．神経診察では，眼球運動について軽度の上転制限がありました．小声で，頸部・体幹に軽度の筋強剛，四肢には増強法で陽性となる程度の筋強剛がみられています．歩行はやや小刻みで，方向転換時にあまり慎重にならずに「くるっ」と方向転換してふらつく様子もみられました．プルテストでは細かく 3，4 歩足が出て，そのまま倒れそうになる様子があり，姿勢反射障害があるととらえました．その他に，診察室に入室し，席に座る前から話し出すような様子もみられています．Frontal Assessment Battery (FAB) は 10 点と低下しており，頭部 MRI 検査では中脳被蓋の萎縮がみられました（**図 11**）．ドパミントランスポーター (DAT) イメージングでは両側線条体の集積低下を認めます．臨床的に進行性核上性麻痺と診断しました．

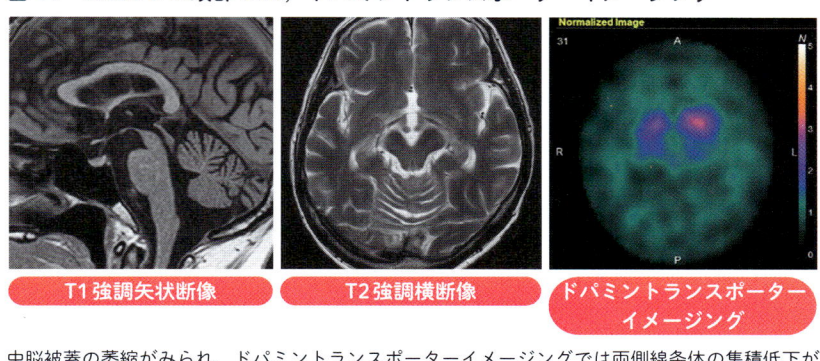

図 11　CASE 8 の頭部 MRI，ドパミントランスポーターイメージング

| T1 強調矢状断像 | T2 強調横断像 | ドパミントランスポーターイメージング |

中脳被蓋の萎縮がみられ，ドパミントランスポーターイメージングでは両側線条体の集積低下がみられる．

進行性核上性麻痺の鑑別疾患

　進行性核上性麻痺は，錐体外路の系統変性によりパーキンソニズムを呈する疾患の 1 つですが，典型的な臨床像であるリチャードソン（Richardson）症候群では，発症早期からの姿勢保持障害・易転倒性と垂直方向の眼球運動制限が特徴的で，他のパーキンソニズムを呈する疾患と鑑別するポイントとなります．進行性核上性麻痺では小脳性運動失調もみられうること，姿勢反射障害と小脳性運動失調のどちらも「ふらつき」の原因となることから，脊髄小脳変性症との鑑別も問題となることがあります．この場合には，一般的な脊髄小脳変性症ではみられにくい前頭葉機能障害を示唆する症候を，意識して聴取・診察することや，診察が容易な四肢だけでなく，頸部・体幹の筋強剛などの所見に関する診察も丁寧に行うことが鑑別に役立ちます．

・慢性の経過で錐体外路の系統変性を示唆するパーキンソニズムがみられる場合，発症早期から姿勢反射障害や易転倒性が目立つ症例では進行性核上性麻痺を考える

文献

1) Schmitz-Hübsch T, et al：Scale for the assessment and rating of ataxia：Development of a new clinical scale. Neurology **66**（11）：1717-1720, 2006
2) Aybek S, et al：Diagnosis and management of functional neurological disorder.

BMJ 376：o64，2022

3)「脊髄小脳変性症・多系統萎縮症診療ガイドライン」作成委員会：脊髄小脳変性症・多系統萎縮症診療ガイドライン2018，21頁，23頁，南江堂，2018

COLUMN 8　　　時間の検証を受けること

　作家の村上春樹さんは，著書『職業としての小説家』のなかで，オリジナリティについて「要するに一人の表現者なり，その作品なりがオリジナルであるかどうかは，『時間の検証を受けなくては正確には判断できない』ということになりそうです」と述べられています[i]．音楽や小説のオリジナリティとは少しずれますが，診察法や検査所見の臨床的意義についても，その意義が明確になるまでには「時間の検証」を受ける必要があると思っています．ホットクロスバンサインを例にとってお話しします．

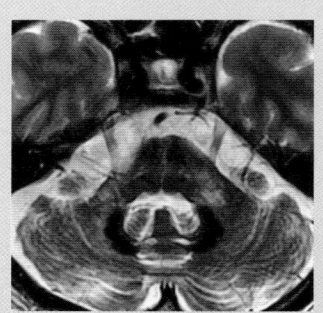

　ホットクロスバンサインは頭部MRIのT2強調像で橋内に十字の高信号を呈する所見で，多系統萎縮症に特徴的な所見として1998年にSchragらによって報告されています[ii]．名前の由来は，イースター祭に欠かせないホットクロスバンという中心に十字をかたどった英国の菓子パンです．実際の症例の画像を図Aに示します．50歳代男性例で，小脳症状優位の多系統萎縮症（MSA-C）発症から2.5年程度の時点で撮像した頭部MRIです．

図A　　ホットクロスバンサイン

　このホットクロスバンサインは，その後の研究により，MSAに特異的な所見ではなく，様々な疾患で観察されうることが示されています[iii]．具体的には，MSA-Cと同様に小脳性運動失調が主体で慢性経過をとる遺伝性脊髄小脳失調症（spinocerebellar ataxia：SCA）の1，2，3，7，8，17，23，34，42型や，免疫介在性運動失調症などがあげられます．それでは，この所見の臨床的意義はないのでしょうか．

　その後，運動症状発症からの罹病期間を加味して判断することで，MSA-Cの診断に役立つということも報告されています．ホットクロスバンサインは縦線が先に出現し，その後に横線が加わることで十字の高信号を呈します．この

縦線や十字の高信号は，運動症状発症 2 年以内という早期の MSA-C においても 91.7％という高い感度で所見が認められたことが示されています[iv]．別の報告でも，罹病期間平均 2.6 年の MSA-C 全例に縦線や十字のホットクロスバンサインが認められたとされています[v]．感度が高いということは，所見が認められなかった場合に除外に役立つということですので，運動症状発症から 2〜3 年以上経過しても橋内に縦の高信号すらみえてこないような場合には，MSA-C の可能性はかなり低いということになります．

また，MSA-C と SCA の鑑別においては，運動症状発症 3 年以内では MSA-C の 186 例中 83 例（44.6％）に十字のホットクロスバンサインを認めた一方で，SCA では 117 例中 1 例（0.9％）にのみ十字のホットクロスバンサインを認めたということが示されています[vi]．MSA-C と SCA の鑑別において，運動症状発症 3 年以内にみられる十字のホットクロスバンサインは MSA-C にかなり特異的ということになります．

というわけで，ホットクロスバンサインの MSA 診断における現状の臨床的意義としては，① MSA に必ずしも特異的ではないので，そもそも亜急性経過の症例では自己免疫性の病態（免疫介在性運動失調症）など，他疾患も考慮する必要がある，②縦線も含めると運動症状発症早期でも感度が高いため，運動症状発症 2〜3 年以上経過した後でも縦線すらみられない場合には，MSA-C の可能性が下がる，③運動症状発症 3 年以内に十字のホットクロスバンサインがみられた場合，MSA-C と SCA の鑑別においては MSA-C に特異的，ということになるかと思います．

このように，診察法や検査所見は，最初の報告の後，追加の検証を受けていくなかで，その臨床的意義が時間をかけて明確になっていきます．

文献 i ）村上春樹：職業としての小説家，91 頁，スイッチ・パブリッシング，2015
　　 ii ）Schrag A, et al：Clinical usefulness of magnetic resonance imaging in multiple system atrophy. J Neurol Neurosurg Psychiatry 65（1）：65-71，1998
　　 iii ）Prasad S, et al：The hot cross bun sign：a journey across etiologies. Mov Disord Clin Pract 9（8）：1018-1020，2022
　　 iv ）Sugiyama A, et al：Vertical pons hyperintensity and hot cross bun sign in cerebellar type multiple system atrophy and spinocerebellar ataxia type 3. BMC Neurol 20（1）：157，2020
　　 v ）Higashi M, et al：A diagnostic decision tree for adult cerebellar ataxia based on pontine magnetic resonance imaging. J Neurol Sci 387：187-195，2018
　　 vi ）Kim M, et al：Differential value of brain magnetic resonance imaging in multiple system atrophy cerebellar phenotype and spinocerebellar ataxias. Sci Rep 9（1）：17329，2019

B : 力の入りにくさ

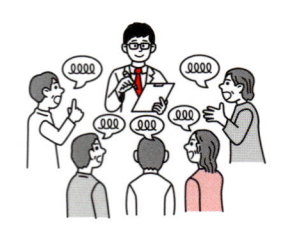

> ・「力の入りにくさ」が主訴の場合，局所病変なのか，系統的な障害なの
>   か（症状が全身性・両側性）を考える必要がある
> ・局所病変であれば，どこに病変があるのか，系統的な障害であれば，運
>   動ニューロン（神経原性疾患），神経筋接合部（神経筋接合部疾患），筋
>   （筋原性疾患）のいずれの障害なのかを見極めていく

B-1 : 病歴聴取のポイント

どの部位の病変で，身体のどの部位の麻痺がみられるかについては，**2-F**（p.39）を参照ください．

1　力の入りにくさが一側上肢・一側下肢の場合

一側上肢，あるいは一側下肢の力の入りにくさの場合，**神経根障害**や**単神経の麻痺**で説明できないかどうかも検討していきます．しびれが目立たずに単神経の麻痺による力の入りにくさがみられる代表例として，**橈骨神経麻痺による下垂手や腓骨神経麻痺による下垂足**があります．橈骨神経麻痺の場合，手指の伸展が困難になりますが，「物がにぎりづらい，つかみづらい」という症状を訴える方もいます．これは，下垂手により手関節で屈曲位となっていると，手指を屈曲させづらくなるためです．このような場合には，神経診察の際に手関節をこちらで固定した状態で手指屈筋の筋力を確認していきます．単神経の麻痺により力の入りにくさが疑われた場合には，当該神経を圧迫していたような病歴がないかもあわせて確認していきます．

表1　神経原性疾患，筋原性疾患，神経筋接合部疾患の特徴

神経原性疾患	筋原性疾患	神経筋接合部疾患
筋力低下が遠位優位	筋力低下が近位優位	筋力低下が近位優位
しばしば両側非対称性	両側対称性	両側対称性
		眼瞼下垂，複視を伴いやすい 日内変動・日差変動

❷　力の入りにくさが全身性・両側性の場合

　全身性・両側性の症状の場合には，**局所の障害ではなく，系統の障害を考えます**．感覚障害がない場合，皮質脊髄路・皮質延髄路（上位運動ニューロン），下位運動ニューロン，神経筋接合部，筋のどこかの段階における系統の障害が存在すると推定されます．上位運動ニューロンや下位運動ニューロンに主な障害がみられる疾患を**神経原性疾患**，筋に主な障害がみられる疾患を**筋原性疾患**，神経筋接合部に主な障害がみられる疾患を**神経筋接合部疾患**として説明していきます．

　原則は，**筋力低下が遠位優位なら神経原性疾患，両側対称性で近位優位なら筋原性疾患，近位優位に加えて眼瞼下垂や複視といった眼症状が目立ち，日内変動や日差変動を伴う場合は神経筋接合部疾患**を考えます（**表1**）．神経原性疾患と筋原性疾患における例外は，主なものを**表2**にまとめてみました（頸椎症性神経根症のように，局所病変により結果的に原則からはずれるものは除いています）．遠位筋優位となる筋原性疾患については，稀なものを含めると**表2**に記載したもの以外にも多数みられるようです[1]．とはいえ，力の入りにくさを訴える方がいた場合，その分布が遠位優位なのか近位優位なのかを聴取することが重要です．

　血清クレアチンキナーゼ（creatine kinase：CK）が上昇する筋原性疾患の場合，いつからCK上昇が指摘されていたかが発症時期を考慮するうえで役立つことがあります．一般的な健康診断ではCKが採血項目に入っていないため，**CK上昇がみられた場合にAST，ALT，LDHが付随して上昇することを念頭に，これらの項目の異常値がいつから指摘されていたかも確認していきます**．

> **表2　近位筋優位＝筋原性疾患，遠位筋優位＝神経原性疾患の原則からはずれる疾患の代表例**
>
> **遠位筋優位に障害される筋原性疾患**
>
> ・筋強直性ジストロフィー
> ・眼咽頭遠位型ミオパチー
> ・三好型遠位型筋ジストロフィー
> ・GNE ミオパチー（縁取り空胞を伴う遠位型ミオパチー）
> ・その他にも Welander distal myopathy, Tibial muscular dystrophy（Udd myopathy）,
> 　Vocal cord and pharyngeal distal myopathy, Myofibrillar myopathy など
>
> **近位筋優位に障害される神経原性疾患**
>
> ・脊髄性筋萎縮症
> ・球脊髄性筋萎縮症
> ・Hereditary motor and sensory neuropathy with proximal dominant involvement

---

遠位筋優位か近位筋優位かを確認するためのポイント

○上肢のポイント

　上肢の遠位筋の筋力低下については，2-D（p.23）で述べたように，**「ペットボトルのふたが開けにくい」という症状について確認するのがよい**と思います．

　近位筋の筋力低下については，「重いものを持ち上げるのが大変」というような症状が，軽微な筋力低下を感度よく検出できそうですが，日常生活のなかで必ずしも「重いものを持ち上げる」機会があるわけではないという欠点があります．もともと仕事や日常生活のなかで「重いものを持ち上げる」機会があった方については，いつ頃からどのように大変になったかをうかがっていきます．「重いものを持ち上げる」機会が日常的にない方については，**洗濯物干しや洗髪といった，上肢挙上を保持する必要がある日常生活動作で，腕をあげるのが大変になったかどうかや，腕をあげていると上腕が重だるく感じるようになったかどうかを確認していきます．**

　患者さんが単に「洗濯が大変になった」と話した場合，「ふむふむ」とそれをそのまま現病歴に記載しても，診断にはあまり役立ちません．洗濯バサミを開くためのつまむ力が落ちているのであれば，遠位筋の筋力低下を反映していることになりますし，干しているときの上肢挙上が大変なのであれば，近位筋の筋力低下を反映していることになります．**患者さんの訴えがどの部位の筋力低**

下を反映しているのか，あるいはどの神経症候を反映している症状なのか，常に意識しながら，具体的に何がどう大変なのかを聞く必要があります．

○ 下肢のポイント

下肢の遠位筋の筋力低下については，足趾の動きを患者さんが日常生活のなかで意識することは多くはないため，足趾の筋力低下は気づかれにくい印象があります．そのため，足関節の背屈や底屈の筋力低下を示唆する症状がないか，注意してうかがっていきます．**足関節を背屈させる前脛骨筋の筋力低下が出現すると，下垂足となります**．歩行時にはつま先をひきずらないように，膝を高く上げるような歩き方で，つま先から着地するためパタンパタンと音がする鶏歩となります．患者さんや家族からは「何だかペタンペタンと歩くようになりました」などと表現されます（自分の体験ではパタンパタンよりもペタンペタンと表現されることが多いような気がします，気のせいかもしれません）．下垂足となるため，スリッパが脱げやすくなるというのも特徴的ですが，屋内でスリッパを履く習慣があるご家庭は多くないため，感度の高い質問ではないようです．また，段差などでつま先がひっかかりやすくなったかどうかも確認します．底屈の筋力低下については，つま先立ちができなくなったという形で気づかれることがあります．

下肢の近位筋の筋力低下については，しゃがんだ姿勢や座面の低い椅子からの立ち上がりが大変になったどうか，階段の昇り降りについて困っていないかどうかをうかがっていきます．

○ その他のポイント

50歳以上の中高年の方で，経過は亜急性というよりは慢性，筋原性疾患を疑うような病歴が得られている場合には，**封入体筋炎**を念頭に深指屈筋の筋力低下を示唆する症状がないかも確認していきます．具体的にはタンスなどの引き出しを指で開けにくくなったかどうかや，指先でものがつかみにくくなったかどうかをうかがいます．疾患の鑑別というよりは病状の把握という目的になるかもしれませんが，呼吸筋や体幹筋の筋力低下があるかどうかも病歴で確認していきます．呼吸筋力が低下してくると，少しの運動で息切れしやすくなったり，仰向けで寝るのが苦しくなってきます．腹筋などの体幹筋の筋力低下があると，臥位からの起き上がりの際に，いったん横向きになってからベッド枠につかまって起きるというエピソードや，台所仕事などで立位を保持している

と前かがみになってきてしまうなどのエピソードが聞かれます.

日内変動については, 症状が1日のなかで変動するかどうか, とくに午後から夕方にかけて増悪するかどうかをうかがいます. **日差変動については, 症状が日によって波があるかどうか**を確認します. 日内変動や日差変動は, 発症から日が経ってくると不明確になることがあるため, あまりはっきりしない場合は病初期にも変動がなかったかどうか, あらためて確認するとよいと思います.

眼瞼下垂については, 起床時は調子がよいものの, すぐに悪くなってしまうこともあるため,「起床後すぐは少し目が開きやすかったりしないかどうか」も, closed question で聞いていきます. また**複視**については, 変動している自覚がなくても,「朝の出勤時に運転する際はセンターラインが普通に見えているのに, 夕方から夜の帰宅時に運転する際はセンターラインが二重に見えたりしませんか」など, できるかぎり患者さんの生活状況にあわせた具体的な事柄を確認すると,「そういえばそうですね」と日内変動を示唆する情報が得られることもあります.

下肢の筋力低下と疲れやすさのような訴えが目立つ場合, 神経筋接合部疾患のうちランバート・イートン (Lambert-Eaton) 筋無力症候群が考慮されます. この場合には, 随伴しやすい自律神経症状である口渇や勃起不全がないかどうかも確認していきます.

B-2：診察のポイント

病歴聴取から片麻痺を疑うような患者さんでは, **上肢についてはいわゆる上肢 Barré 試験を, 下肢についてはいわゆる下肢 Mingazzini 試験を行います**（**図1**）.“いわゆる”とつけているのは, 前者は Mingazzini の上肢試験の変法（手掌を上向き, 手指をそろえる）, 後者は Mingazzini の下肢試験の Barré による変法に対して誤った通称で用いられていることが指摘されているためです[2].

図 1　いわゆる上肢 Barré 試験といわゆる下肢 Mingazzini 試験

a 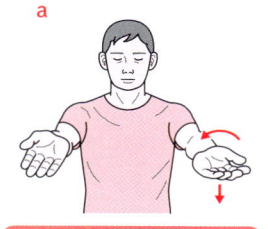　b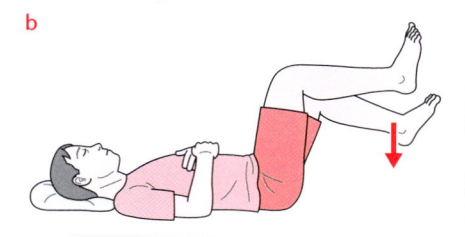

いわゆる上肢 Barré 試験　　　　　　　　　　いわゆる下肢 Mingazzini 試験

a：両側上肢を挙上，手掌が上向きになるよう前腕回外位で，肘を伸展，手指はまっすぐそろえ
て閉じてもらい，閉眼させる．麻痺側では手掌がくぼんで，手指の間がはなれ，手指や肘関
節でやや屈曲，回内する．麻痺の程度が強い場合は，上肢全体が下垂する．

b：背臥位になってもらい，両下肢の股関節と膝関節をそれぞれ 90°屈曲した肢位にさせる．閉
眼してもらうと麻痺側は下垂する．

筋力の評価：徒手筋力テスト（MMT）

　病歴聴取の段階で，上肢全体あるいは下肢全体の麻痺/筋力低下ではなさそ
うであれば，徒手筋力テスト（manual muscle testing：MMT）で細かく筋力
を評価し，筋力低下がみられる筋肉の分布から神経根障害なのか，神経叢障害
なのか，単神経の障害なのかを判断していきます．

　上肢の遠位筋を細かく評価する場合は，手関節の屈曲（正中・尺骨神経支
配）と伸展（橈骨神経支配）に加えて，正中神経支配の短母指外転筋（**図 2a**），
尺骨神経支配の小指外転筋（**図 2b**），そして橈骨神経から分岐する後骨間神経
支配の総指伸筋（**図 2c**）と，神経支配の異なる筋をそれぞれ評価しています．
第 2，3 指と第 4，5 指の深指屈筋の筋力を比較することもあります（両者と
も主に C8 支配だが，前者は正中神経から分岐する前骨間神経支配，後者は尺
骨神経支配）．

　ここにあげた筋でなければならないということはありませんが，神経支配の
異なる筋について普段からある程度 MMT を施行し慣れている必要がありま
す．はじめて MMT を施行する筋の場合，軽度の筋力低下があるのか正常なの
か判断しにくいことがあるためです．率直に申し上げて，自分は神経支配をす
べて覚えているわけではありません．丁寧に MMT を施行しておけば，単一の
神経根障害で説明できそうなのか，神経叢の障害で説明できそうなのか，単神
経の障害で説明できそうなのか，後で確認することは可能です．

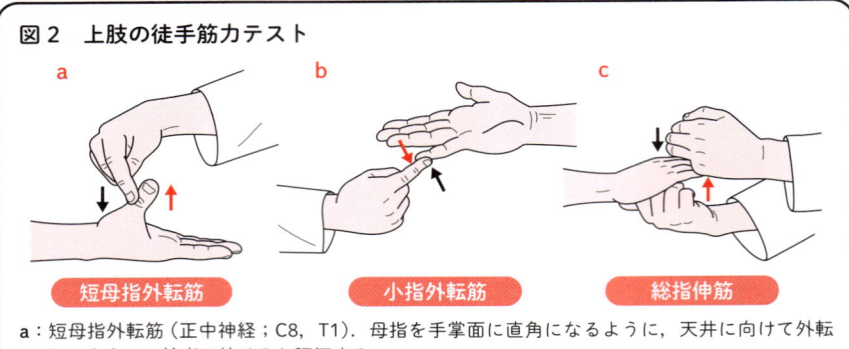

図2　上肢の徒手筋力テスト

短母指外転筋　　　　小指外転筋　　　　総指伸筋

- **a**：短母指外転筋（正中神経；C8, T1）．母指を手掌面に直角になるように，天井に向けて外転してもらい，検者に抗せるか評価する．
- **b**：小指外転筋（尺骨神経；C8, T1）．手背を机の上に置き，小指を外転してもらい，検者に抗せるか評価する．
- **c**：総指伸筋（後骨間神経；C7, C8）．被検者の手を検者の右手で把持し，中手指節（MP）関節の伸展を維持してもらい，検者に抗せるか評価する．

　下肢の筋力評価でポイントとなるのは，前脛骨筋（**図 3a**）の筋力低下により下垂足がみられ，長母趾伸筋（**図 3b**）の筋力も低下していた場合に，腓骨神経麻痺なのか L5 神経根障害なのかという鑑別です．この場合には，**前脛骨筋と同様に L4，L5 支配ではあるものの，腓骨神経支配ではなく脛骨神経支配である後脛骨筋（図 3c）の筋力評価を追加して判断しています**．ここで記載している各筋の神経支配は成書[3]を参照しています．

　神経筋接合部疾患の診察についても，すこし触れておきます．

（眼瞼下垂の評価）

　眼瞼下垂があるかどうか判断に迷う場合には，症状が出る前の写真と比較させてもらうことがあります．以前は免許証の写真を見せていただくことが多かったですが，最近ではご高齢の方でも携帯電話に写真を残されている方が多いので，比較させてもらっています．

　一側に眼瞼下垂があるものの，対側があるかどうか微妙な場合には，enhanced ptosis の手技が有用なことがあります[4]．これは下垂が明確な側の眼瞼を他動的に挙上させることにより，代償的に収縮していた前頭筋の働きが減弱し，対側の眼瞼下垂が明瞭化するかどうかを評価する手技です（**図 4**）．これにより，一側の眼瞼下垂なのか，左右差があるものの両側性の眼瞼下垂なのか，明らかにできることがあります．

図3 下肢の徒手筋力テスト

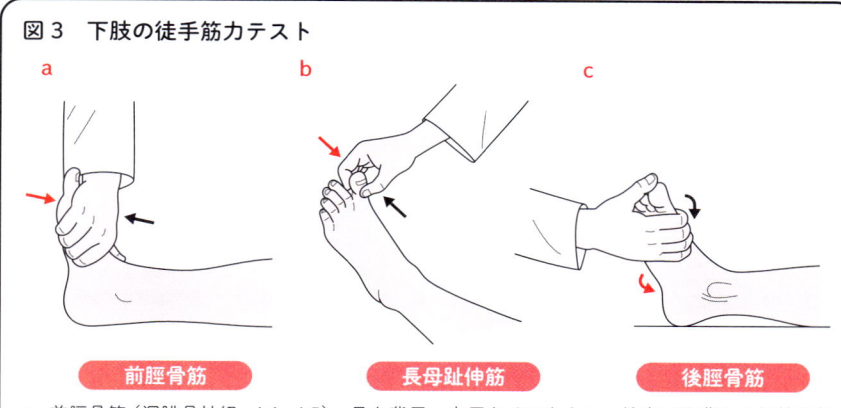

a　　　　　　　　　b　　　　　　　　　c

前脛骨筋　　　　　長母趾伸筋　　　　　後脛骨筋

a：前脛骨筋（深腓骨神経；L4，L5）．足を背屈，内反させてもらい，検者は足背から抵抗を加えて抗せるかを評価する．

b：長母趾伸筋（深腓骨神経；L5，S1）．母趾を背屈させてもらい，検者に抗せるか評価する．

c：後脛骨筋（脛骨神経；L4，L5）．足を軽く足底に屈曲させ，検者が内側から外反させるように力を加えるのに対して，これにさからうように内反（内がえし）してもらい，その抵抗力をみる．

図4　enhanced ptosis

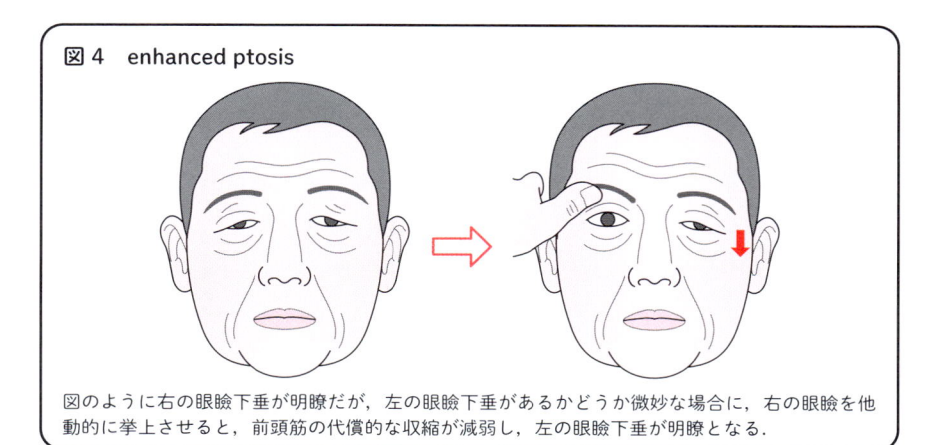

図のように右の眼瞼下垂が明瞭だが，左の眼瞼下垂があるかどうか微妙な場合に，右の眼瞼を他動的に挙上させると，前頭筋の代償的な収縮が減弱し，左の眼瞼下垂が明瞭となる．

ランバート・イートン筋無力症候群

　ランバート・イートン筋無力症候群では，易疲労の訴えが目立ち，MMTで評価できる筋力低下が軽度なわりに，生活動作の障害が目立つのが特徴的です．同様にMMTで評価できる筋力低下が軽度なわりに，生活動作の障害が目立つ疾患としてリウマチ性多発筋痛症がありますが，痛みが前景に立ちます．

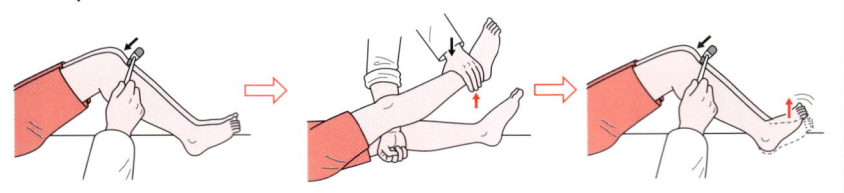

図 5　post-exercise facilitation

減弱あるいは消失している深部腱反射が，強収縮後に増強される現象．膝蓋腱反射でみる場合には，通常の膝蓋腱反射を評価した後，大腿四頭筋の MMT をとる際と同様に 10 秒間力を入れ続けてもらう．施行後，ただちに膝蓋腱反射を再評価する．明確な陽性例では，通常の膝蓋腱反射評価では出現していなかった腱反射が，強収縮後には明確に出現する．

ランバート・イートン筋無力症候群では，深部腱反射の減弱・消失も特徴的です．さらに**減弱あるいは消失している腱反射が強収縮後に増強される post-exercise facilitation も診断に有用です**（図 5）[5,6]．

B-3：症例提示

CASE 1　「突発完成型」×「右皮質脊髄路の局所病変」

　70 歳代男性例です．2 日前に 30 分ほど顔面のゆがみと左手足の力の入りにくさがみられましたが，改善したため様子をみていました．1 日前から左手足の力が入りにくく，左側にふらつくようになりました．受診当日より左手足の力が入りにくい症状が増悪し，立つこともできず，顔面のゆがみもみられています．

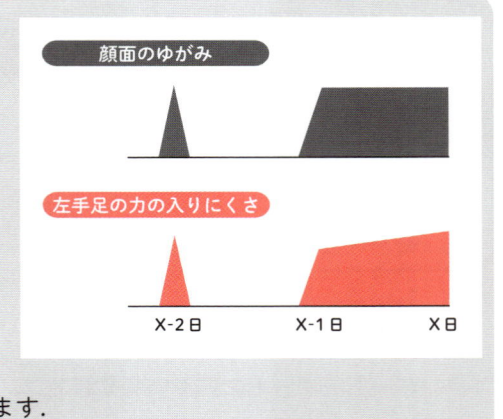

症状の経過は突発完成型で，血管性や外傷が疾患カテゴリーの候補になりますが，外傷歴はありません．顔面を含む左麻痺と思われるため，**部位診断は右**

図6　CASE 1 の頭部 MRI

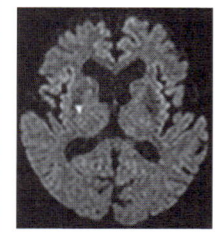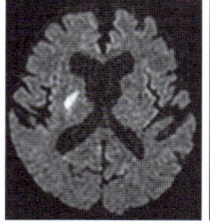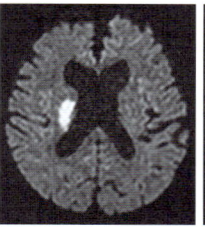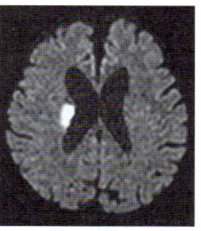

頭部 MRI の拡散強調像で，内包から放線冠にかけて 4 スライスにわたって高信号域を認める.

図7　BAD タイプの脳梗塞

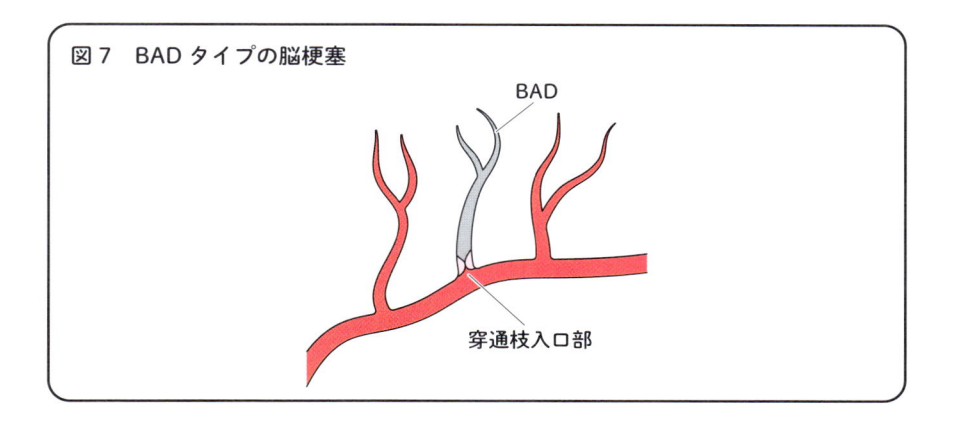

皮質脊髄路のうちの，一次運動野からの線維が収束してくる放線冠〜内包〜脳幹の錐体路（皮質延髄路が分かれるまで）となり，**2-F-1** の図 1 (p.41) でいうところの c の部分が含まれます．神経診察では顔面を含む左の部分片麻痺を確認しています．

　頭部 MRI の拡散強調像で右内包から放線冠にかけて，4 スライスにわたって高信号域が観察され（**図6**），同部位の急性期脳梗塞，branch atheromatous disease (BAD) タイプと診断しています.

(branch atheromatous disease（BAD）とは)

　BAD は**図7**のように穿通枝が主幹動脈から分岐する起始部のところに動脈硬化性変化がみられ，閉塞して起こる脳梗塞です．本例のようにレンズ核線条体動脈と呼ばれる穿通枝に起こった場合，MRI で梗塞巣が複数スライスにわたって縦長に認められるのが特徴的です．発症時に軽症であっても，数日のう

ちに症状進行がみられることや，症状の変動がみられることがあるため注意が必要なタイプの脳梗塞です．

> ・**BAD** では，発症時に軽症でも，症状の進行や変動がみられやすい
> ・レンズ核線条体動脈の **BAD** では，**MRI** で複数スライスにわたる縦長の梗塞巣が認められる

CASE 2 「突発完成型」×「左腓骨神経の局所病変」

70歳代女性例です．パーキンソン病患者さんで，独歩で外来通院されていました．ある日起床後より左足先があがらないということで，予約外で外来受診されました．

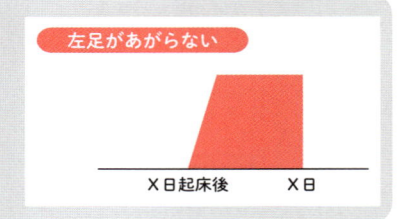

症状の経過は突発完成型で，血管性や外傷が疾患カテゴリーの候補になります．神経診察では，前脛骨筋や長母趾伸筋がMMT 1と筋力低下していましたが，腸腰筋，大腿四頭筋，大腿屈筋群，腓腹筋のMMTはフル（5）で，後脛骨筋もフル（5）でした．膝蓋腱反射やアキレス腱反射は両側正常でした．その他，左下腿前面（外側優位）から左足背にかけてぼやっとしたような感覚の違和感があるということでした．**筋力低下がみられた筋の分布から障害部位は左腓骨神経の局所病変**と考えます．

末梢神経の単神経麻痺がみられた場合，まずは圧迫性の病態を考えます．先にあげた疾患カテゴリーで言えば，広い意味での外傷にあたるでしょうか．本症例では，夜間睡眠中に腓骨神経を圧迫するような肢位で寝ていた自覚はないということでしたので，脳血管障害を念頭に頭部MRIまで精査を行いましたが，原因となるような異常は指摘できませんでした．最終的に左腓骨神経麻痺による下垂足と診断しています．発症数日後から徐々に改善傾向がみられ，1ヵ月後の再診時には症状が消失しました．

腓骨神経麻痺か L5 神経根障害か迷うとき

本例のように前脛骨筋と長母趾伸筋の筋力低下がみられ，腓骨神経麻痺なの

かL5 神経根障害なのか迷う場合には，後脛骨筋の筋力を確認します．後脛骨筋は前脛骨筋と同様にL4，L5 髄節支配ですが，腓骨神経ではなく脛骨神経支配であるため，後脛骨筋の筋力低下があるかどうかで，腓骨神経麻痺なのか（後脛骨筋の筋力は正常），L5 神経根障害なのか（後脛骨筋の筋力も低下）が判別できます．

　稀ではあるものの，脳梗塞のような突発完成型の症状経過を呈する中枢の局所性病変により腓骨神経麻痺様の下垂足を呈した症例が報告されており[7]，腓骨神経麻痺の原因となるような圧迫のエピソードがはっきりしない症例では注意が必要です．

> ・腓骨神経麻痺で下垂足を呈する
> ・前脛骨筋と長母趾伸筋の筋力低下がみられて，腓骨神経麻痺なのか L5 神経根障害なのか迷う場合には，後脛骨筋の筋力を評価する

CASE 3 「突発完成型」×「左運動野皮質の局所病変」

　60 歳代男性例です．ある日の散歩中から右足を引きずるようになったということで，整形外科を受診しています．腰痛やしびれの自覚症状はなく，腰椎 MRI で原因となるような異常が指摘できないということで，脳神経内科に紹介となりました．発症 4 日目の受診であり，すでに症状は改善していました．

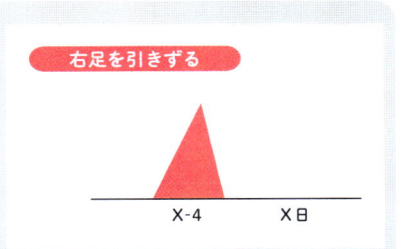

右足を引きずる

X-4　　　X日

　経過は突発完成型で，血管性や外傷が疾患カテゴリーの候補になりますが，外傷のエピソードはありません．**部位診断は左運動野皮質**（p.41，**2-F-1** の図1 でいうところの a の部分）**が候補にあがります**．頭部 MRI の拡散強調像で左運動野に高信号域を認め（**図 8**），同部位の急性期脳梗塞と診断しています．

> ・運動野皮質の局所病変で，下肢単麻痺を呈しうる

図 8 CASE 3 の頭部 MRI

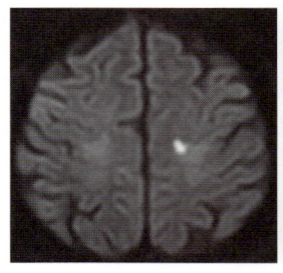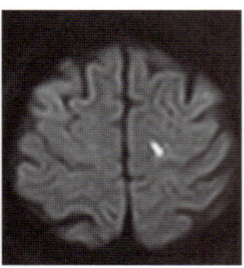

頭部 MRI の拡散強調像で, 左運動野に高信号域を認める.

CASE 4 「亜急性」×「筋原性疾患」

　50 歳代女性例です. 4 ヵ月ほど前から腹筋に力が入りにくくベッドから起き上がるのが大変になり, 枕を移動するために頭を持ち上げる際も頭を持ち上げにくいことを自覚しました. 3 ヵ月ほど前から, 両手があげにくくなり, とくに洗濯物を干すときに腕をあげたままでいるのが大変になりました. 2 ヵ月ほど前から両足が重く, 階段をのぼるのが大変になり, また薬を飲みこむ際に飲み込みにくい感じを自覚しています.

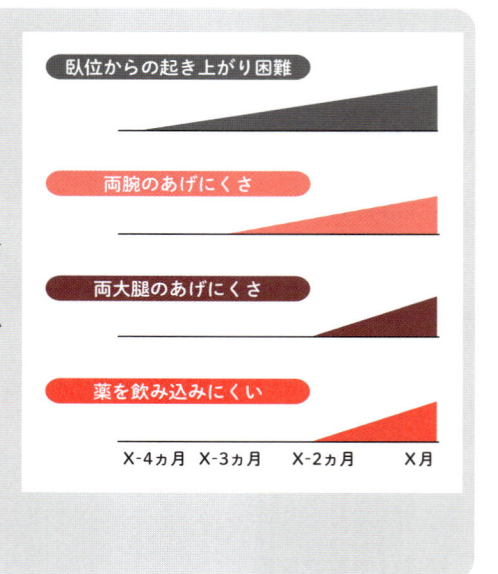

臥位からの起き上がり困難

両腕のあげにくさ

両大腿のあげにくさ

薬を飲み込みにくい

X-4ヵ月　X-3ヵ月　X-2ヵ月　X月

　症状の経過は亜急性で，感染性（真菌性，結核性），自己免疫・炎症性，新生物（悪性腫瘍），内分泌・代謝，中毒，精神疾患といった疾患カテゴリーを考慮します．**両側性で全身性の症状のため，局所の病変よりも系統の障害**と思われ，**左右対称性，近位筋優位のため，筋原性疾患**を考えます．

　筋原性疾患においては，考慮した疾患カテゴリーのなかで，自己免疫・炎症性や内分泌・代謝性の病態の頻度が高くなります．自己免疫・炎症性の筋疾患としては，皮膚筋炎，多発筋炎，免疫介在性壊死性ミオパチー，封入体筋炎といった疾患が代表的です．皮膚筋炎を示唆するような皮膚病変はみられず，神経診察では肩甲帯を中心に体幹部の筋萎縮が目立ち，筋力は頸部屈曲が MMT 2，上肢近位筋が MMT 4，下肢近位筋が MMT 4〜4＋と低下していました．封入体筋炎を積極的に疑うような手指屈筋の筋力低下はみられませんでした．診察でも近位筋優位の分布であり，筋原性疾患として矛盾しない所見でした．また，皮膚筋炎を示唆する皮膚病変がなく，封入体筋炎を積極的に疑う筋力低下の分布でもないことから，自己免疫・炎症性の筋疾患のなかでは多発筋炎と免疫介在性壊死性ミオパチーが鑑別に残ります．

　血液検査では，CK が 3,693 U/L と上昇していました．針筋電図を右上腕二頭筋と腸腰筋で行い，両者に筋原性変化を認めています．また，大腿の筋 MRI では前面にある大腿四頭筋，とくに外側広筋が short T1 inversion recovery (STIR) 像*で高信号を呈していました（**図9**）．左外側広筋より筋生検を行い，活動性の筋線維壊死，再生変化を反映した組織所見が得られ，免疫染色では HLA–ABC の発現と膜侵襲複合体の筋線維膜上への沈着がみられ，免疫介在性壊死性ミオパチーの所見でした．シグナル認識粒子 (signal recognition particle：SRP) 抗体陽性であり，SRP 抗体陽性免疫介在性壊死性ミオパチーと診断しています．

SRP 抗体陽性免疫介在性壊死性ミオパチーとは

　SRP 抗体陽性免疫介在性壊死性ミオパチーは，免疫介在性壊死性ミオパチー

＊ **STIR 法**：MRI の撮像法のうち，脂肪抑制法の一種です．磁場が不均一なことによる抑制ムラが少なく，均一な脂肪抑制画像が得られやすいため，四肢の筋肉の撮像においてよく用いられます．炎症や浮腫，脱神経など細胞内の水分が増加する病態で高信号を呈します．炎症性筋疾患で，生検部位決定の際に有用です．一方で，STIR 像で筋に高信号がみられたからといって筋原性疾患とはかぎらないし（神経原性疾患による脱神経の影響をみているかもしれない），炎症細胞浸潤を反映しているとはかぎらないことに注意が必要です．

図9　CASE 4 の筋 MRI

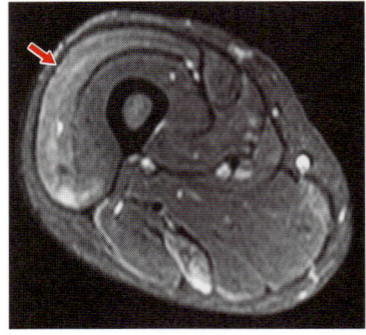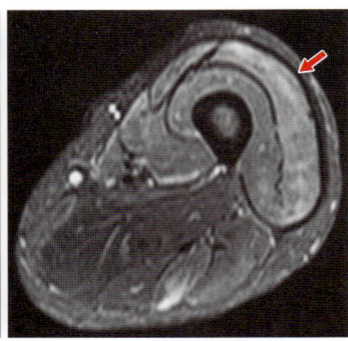

大腿部の筋 MRI で，前面部の大腿四頭筋，とくに外側広筋（矢印）が高信号を呈している．

の1病型で，女性に多く発症します．筋萎縮が肩甲帯を中心とした体幹に目立つのが特徴的とされています．亜急性の経過をとるのが典型例ですが，緩徐進行例も存在することがわかっており，筋力低下・筋萎縮の分布とあわせて，顔面肩甲上腕型筋ジストロフィーなどの筋ジストロフィーとの鑑別に注意が必要となります．

　本例を後から振り返ると，肩甲帯を中心に筋萎縮が目立つ様子があったため，神経診察の段階で，壊死性筋症のなかの SRP 抗体陽性免疫介在性壊死性ミオパチーを最も疑ってもよかったのかもしれません．

- 亜急性の経過をとる筋原性疾患で，肩甲帯を中心とする体幹筋の筋萎縮が目立つ場合，SRP 抗体陽性免疫介在性壊死性ミオパチーを考慮する
- 筋 MRI の STIR 像は，筋生検部位決定に役立つ

CASE 5 「慢性」×「筋原性疾患？」

50 歳代男性例です．7 年ほど前から平地歩行時につまずきやすくなりました．その後，自転車運転中にブレーキがかけづらい，缶のプルタブを開けづらいといった症状がみられています．6 年ほど前からサッカーボールが蹴りにくくなり，2 年ほど前から座位からの立ち上がりが大変になっています．

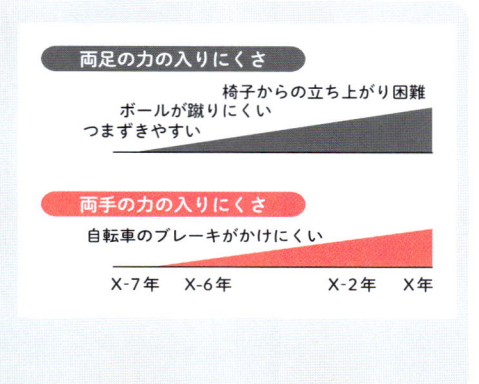

症状の経過は慢性です．**両側性で全身性の症状のため，局所の病変より系統的な障害**を考えます．下肢は近位筋優位の筋力低下が示唆されるため，まずは筋原性疾患を疑いますが，上肢は手指屈筋の筋力低下を示唆するエピソードが目立っていて遠位優位にみえます．筋原性疾患のなかで，手指屈筋の筋力低下が目立つという特徴から封入体筋炎が考慮されます．一方で神経原性疾患の可能性も残るため，両方の可能性を考慮しながら神経診察や検査を進めていきます．

神経診察では，両前腕筋や大腿前面の筋萎縮が目立っており，MMT では上肢近位筋は右でほぼフル (5)，左では 4＋程度と低下がみられました．手関節伸展はほぼフル (5) ですが，屈曲は 3 程度と低下しており，深指屈筋は両側 1 でした．腸腰筋は 4，大腿四頭筋は右が 2，左が 3 と低下しており，大腿屈筋群はほぼフル (5)，前脛骨筋が 3，腓腹筋が 5 となっていました．やや左右差があること，上肢では深指屈筋の筋力低下が目立ち，下肢では大腿四頭筋の筋力低下が目立つ一方で，相対的に腸腰筋が保たれていることが特徴的でした．筋力低下の分布から，やはり筋原性疾患のなかの封入体筋炎をまずは考えます．筋 CT でも腸腰筋が保たれ，大腿四頭筋の変性が目立つ様子が確認できます（**図 10**）．筋電図では筋原性変化がみられ，上腕二頭筋から施行した筋生検病理の所見をもとに，封入体筋炎と最終診断しています．

図 10　CASE 5 の筋 CT

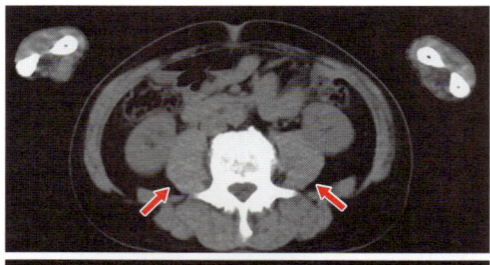
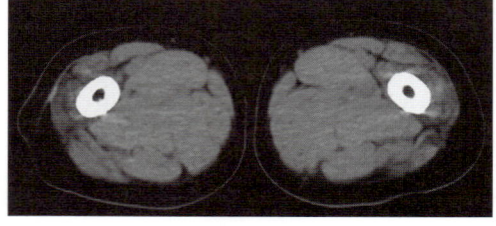

腸腰筋（矢印）が保たれる一方で，大腿前面部の大腿四頭筋は萎縮が目立っている.

封入体筋炎とは

　封入体筋炎は"筋炎"という病名がついていますが，その病態機序には炎症性機序と変性機序の両者が関与すると推測されており，慢性進行性の経過をとることが多い疾患です．50 歳以上の高齢男性に好発し，手指屈筋群（とくに深指屈筋），手関節屈筋群，大腿四頭筋の筋力低下と筋萎縮が左右非対称に進行します．一般的な筋原性疾患では大腿四頭筋よりも腸腰筋の筋力低下が目立ちやすいのに対して，本疾患では大腿四頭筋の筋力低下のほうが目立つのが特徴的です．診察上の筋力低下に加えて，画像でも大腿四頭筋の障害が目立つことが報告されています[8,9]．

- 封入体筋炎は，筋原性疾患ではあるが，上肢では手指屈筋群，とくに深指屈筋の筋力低下がみられやすい
- 封入体筋炎では，臨床的にも画像的にも大腿四頭筋の障害が目立つことが特徴的

CASE 6 「慢性」×「筋原性疾患」

　40 歳代女性例です．小学生時から徒競走では断トツのビリで，息切れしやすい様子がありました．20 歳代頃から，しゃがんだ姿勢からの立ち上がりが大変になり，臥位からの起き上がりの際にも何かにつかまる必要が出てきました．30 歳代頃から手すりにつかまらないと階段をのぼれなくなり，歩行時にスリッパも脱げやすくなりました．40 歳代頃から，日常生活のちょっとした動作で息切れが

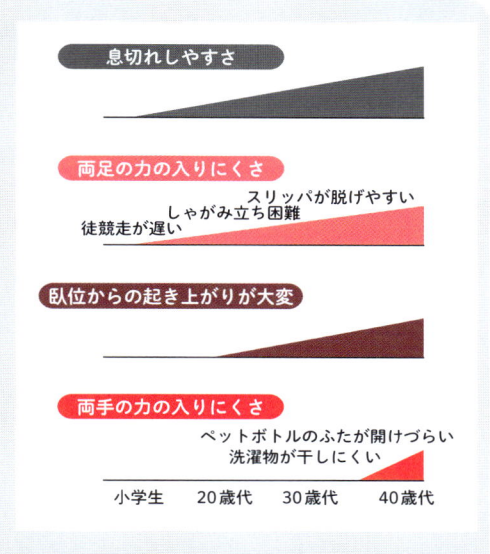

しやすく，洗濯物を干すときに腕があがりづらくなりました．1 年ほど前からペットボトルのふたも開けにくくなっています．

　症状の経過は慢性です．両側性・全身性の症状であり，局所病変による力の入りにくさよりも，系統の障害を考えます．病歴からは呼吸筋や腹筋の筋力低下が目立っており，**近位優位の障害から筋原性疾患**と思われます．以上より，経過が慢性の筋原性疾患ということで，筋の変性疾患である筋ジストロフィー/ミオパチーを考え，呼吸筋や腹筋のような体幹筋の筋力低下が目立つタイプを考慮します．

　神経診察では，MMT で頸部の屈曲が 4，伸展が 3，上肢の近位筋・遠位筋とも 4 程度，下肢は腸腰筋が 2，他は近位筋・遠位筋とも 4 程度の筋力低下でした．肺活量については %VC 39.2 % と低下しています．大腿の筋 CT や筋 MRI で筋萎縮と脂肪置換がみられ，脂肪置換した筋は T1 強調像で高信号を呈しています．とくに半腱様筋の脂肪置換が目立っています（**図 11**）．

　家族歴としては，娘さんにも同様に，徒競走で断トツのビリで，組体操がうまくできないというエピソードもありました．後に受診された娘さんの筋 CT

図 11　CASE 6 の大腿部筋 CT，筋 MRI

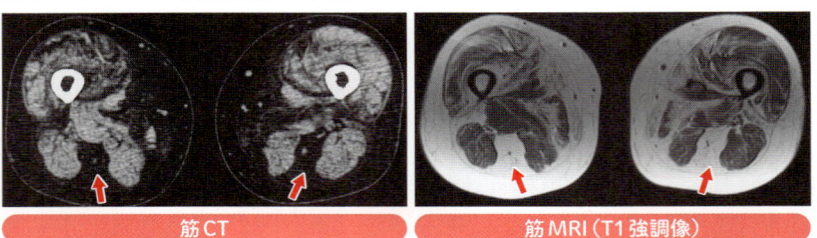

筋 CT　　　　　　筋 MRI（T1 強調像）

半腱様筋の萎縮，脂肪置換が目立っている（矢印）．その他に大腿四頭筋や薄筋，縫工筋にも萎縮や脂肪置換がみられる．

図 12　CASE 6 の娘さんの大腿部筋 MRI

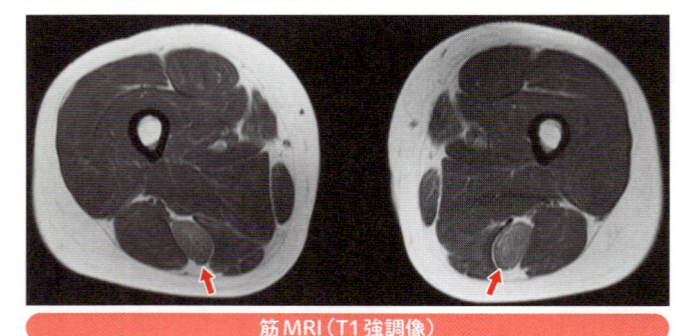

筋 MRI（T1 強調像）

半腱様筋に選択的に軽度の萎縮と脂肪置換がみられる（矢印）．

や MRI でも大腿筋群のうち，半腱様筋の脂肪置換が目立っています（図 12）．常染色体顕性遺伝の遺伝形式が示唆され，独歩可能な四肢筋力の段階で呼吸筋力の低下がかなり目立ち，大腿筋群のなかで半腱様筋の変性が目立つという特徴から hereditary myopathy with early respiratory failure（HMERF）を疑い，遺伝学的解析で診断確定しています．

呼吸筋力低下を呈する場合

　多くの神経筋疾患の進行期において，四肢や体幹の筋力低下に伴って，人工呼吸器管理を要するような呼吸筋力低下を呈しえます．一方で，独歩可能なくらいに四肢・体幹筋が保たれているなかで人工呼吸器管理を要するような呼吸

筋麻痺を呈する疾患はある程度かぎられ，神経原性疾患としては筋萎縮性側索硬化症，神経筋接合部疾患としては重症筋無力症，筋原性疾患としては本症例のような HMERF に加えて，ポンペ（Pompe）病，sporadic late onset nemaline myopathy などがあげられます．このような呼吸筋力低下が早期に目立つ例では，呼吸という生命にかかわる問題であることに加え，症状が非特異的になり，診断が遅れやすいという点で注意する必要があります．HMERF では半腱様筋の変性が目立つことが筋 CT・MRI の特徴的所見として知られており，未発症の変異キャリアにおいても所見がみられることが報告されているため[10]，早期診断に役立つ可能性があります．

　本症例では異なりますが，下垂足で発症する例も一定の割合でみられるようです[11]．

・HMERF は発症早期から呼吸筋力低下がみられる筋ジストロフィーであり，独歩可能なレベルで人工呼吸器管理を要することのある疾患の 1 つ

・HMERF において，大腿筋群のなかで半腱様筋の変性が目立つことが早期診断に役立つ可能性がある

CASE 7　「慢性」×「神経原性疾患」

　60 歳代男性例です．10 ヵ月ほど前から左手で洗濯バサミがつまみにくくなり，また左手があがりにくくなりました．7 ヵ月ほど前から右手指にも力が入りにくくなり，右手のあがりにくさもみられています．半年ほど前から，臥位からの起き上がりが大変になり，その後，上肢筋のぴくつきや足先に力が入りにくく，歩行が不安定となっています．経過中に食事摂

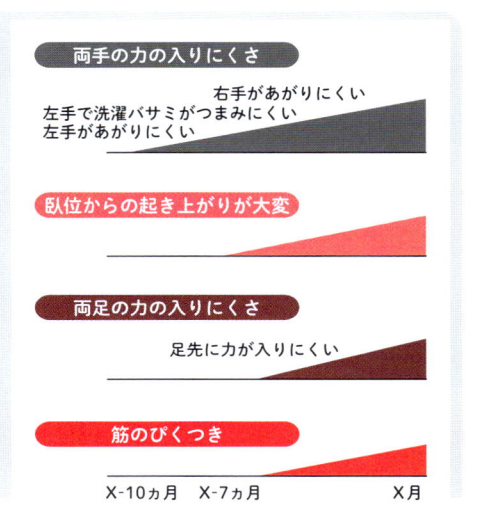

両手の力の入りにくさ
右手があがりにくい
左手で洗濯バサミがつまみにくい
左手があがりにくい

臥位からの起き上がりが大変

両足の力の入りにくさ
足先に力が入りにくい

筋のぴくつき

X-10ヵ月　　X-7ヵ月　　　　　　　X月

取はできているものの，10 kg 程度の体重減少がみられています．

　経過は慢性であり，症状が両側性・全身性であるため変性疾患を考えます．病歴から筋原性と神経原性の鑑別はなかなか難しく，上肢は近位と遠位がほぼ同時に障害されているようにみえます．下肢は遠位優位の可能性がありそうですが，判然とはしていません．

　神経診察では，四肢の筋萎縮がみられ，左上肢では母指球筋や第一背側骨間筋が萎縮しているのに対して，相対的に小指球筋が保たれる split hand を認めます[12]．MMT は三角筋が2で，上腕二頭筋が4，上腕三頭筋が5となっています．短母指外転筋が右3，左2と低下している一方で小指外転筋は4と軽度の低下にとどまっていました．下肢では近位筋がほぼフル（5）なのに対して，前脛骨筋が3，腓腹筋が4と低下していました．下肢は遠位優位であるため，どちらかと言えば神経原性疾患を考えます．

　その他に大胸筋反射亢進，下肢内転筋反射亢進を認めています．頸髄領域と腰髄領域に上位運動ニューロン徴候（反射亢進）と下位運動ニューロン徴候（筋萎縮を伴う筋力低下）がみられており，筋電図所見とあわせて，最終的に筋萎縮性側索硬化症と診断しています．

筋萎縮性側索硬化症とは

　筋萎縮性側索硬化症では，経過中に体重減少，筋のつりやすさがみられることが多く，線維束性収縮が筋のぴくつきとして自覚されたり，診察において他覚的に観察されます．split hand は筋萎縮性側索硬化症に特徴的な解離性小手筋萎縮所見です．主に T1 髄節支配，正中神経支配である短母指外転筋，C8・T1 髄節支配，尺骨神経支配である第一背側骨間筋，小指外転筋を評価した際に，短母指外転筋や第一背側骨間筋に筋萎縮・筋力低下が目立つのに対して，小指外転筋が相対的に保たれるもので，解剖学的に髄節障害でも正中/尺骨神経障害でも説明しづらい現象となります．上腕二頭筋や上腕三頭筋と比較して三角筋の筋力低下が目立つことも特徴的であり，weak shoulder sign として報告されています[13]．

> ・筋萎縮性側索硬化症では，短母指外転筋や第一背側骨間筋に筋萎縮や筋力低下が目立つのに対して，小指外転筋が相対的に保たれる split hand が特徴的である

CASE 8 「亜急性」×「神経筋接合部疾患」

60歳代男性例です．3週間ほど前から歩きがおぼつかなくなった感じがあり，階段ののぼりで大腿がきつくなるほか，座った姿勢からの立ち上がりも大変になりました．トランクケースが以前より持ち上げにくい感じもありました．

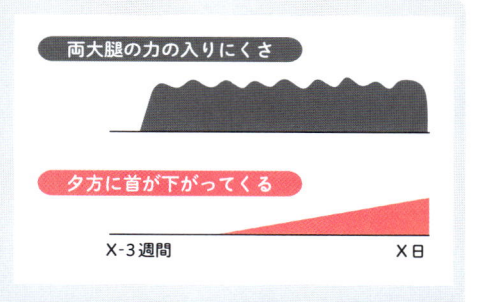

疲れやすさの自覚があり，歩きは朝よりも夕方のほうが悪く，夕食時になると首（頭）が自然と下がってきてしまう感じもあるということでした．日によって調子の波もあるようでした．まぶたが下がる感じや，ものが二重にみえる症状はなく，口の渇きもありませんが，年齢のせいか微妙なものの，以前より勃起しにくい感じはあると話していました．

症状の経過は亜急性で，感染性（真菌性，結核性），自己免疫・炎症性，新生物（悪性腫瘍），内分泌・代謝，中毒，精神疾患といった疾患カテゴリーが推測されます．**両側性・全身性の症状なので，局所の病変による力の入りにくさより，系統の障害を考えます**．症状は左右差がなく，近位筋優位の症状にみえるため，筋原性疾患か神経筋接合部疾患が鑑別となりますが，**日差変動がある様子や，日内変動・易疲労がありそうなので，神経筋接合部疾患をまず考えたいところです**．

神経診察では，下肢近位筋にMMTで4＋程度の軽度筋力低下がみられたものの，その他の筋はすべてフル(5)でした．深部腱反射は上肢で減弱～消失しており，膝蓋腱反射は消失，アキレス腱反射は正常でした．post-exercise facilitation を膝蓋腱反射で確かめると，大腿四頭筋を10秒間強収縮した後

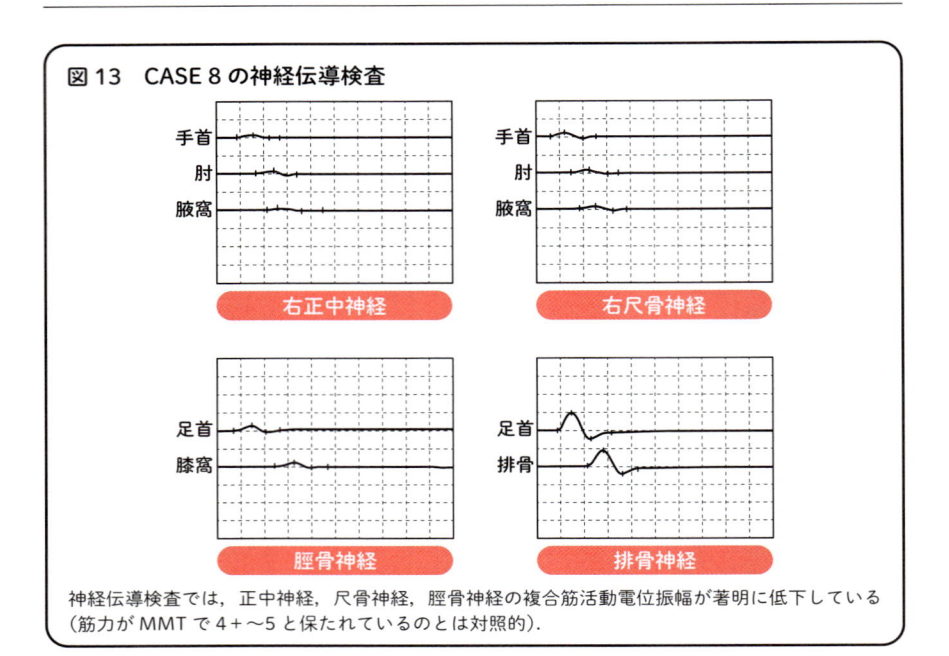

図13 CASE 8 の神経伝導検査

| 右正中神経 | 右尺骨神経 |
| 脛骨神経 | 排骨神経 |

神経伝導検査では，正中神経，尺骨神経，脛骨神経の複合筋活動電位振幅が著明に低下している（筋力が MMT で 4 + 〜5 と保たれているのとは対照的）．

で，膝蓋腱反射が明瞭に出現する様子がありました．というわけで，神経診察も含めると，やはり神経筋接合部疾患でよさそうです．

下肢症状が前景に立っていることと，深部腱反射の様相からランバート・イートン筋無力症候群を疑います．神経伝導検査では，正中神経，尺骨神経，脛骨神経の複合筋活動電位（CMAP）振幅が著明に低下しており，反復刺激試験では，30 Hz や 50 Hz の高頻度刺激で CMAP 振幅の漸増現象を認めています（図13，図14）．P/Q 型電位依存性カルシウムチャネル（P/Q-VGCCs）抗体陽性であり，ランバート・イートン筋無力症候群と診断しています．ランバート・イートン筋無力症候群の 50％以上は悪性腫瘍，とくに小細胞肺がんを合併します．本例でも，血液検査で腫瘍マーカーの ProGRP が高値であり，FDG-PET/CT 検査で縦隔リンパ節の腫大と強い FDG 集積が認められ（図15），最終的に小細胞肺がんと診断しました．

ランバート・イートン筋無力症候群の特徴

ランバート・イートン筋無力症候群の特徴として，下肢近位筋の筋力低下の頻度が高く，初発症状となりやすいことと，口渇，勃起不全，発汗障害，便秘

図 14　CASE 8 の反復刺激試験

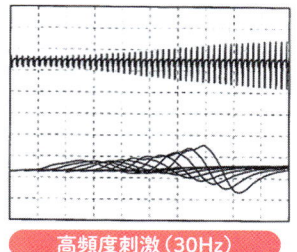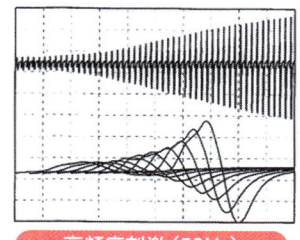

高頻度刺激（30Hz）　　高頻度刺激（50Hz）

反復刺激試験では，30 Hz や 50 Hz の高頻度刺激で複合筋活動電位振幅の漸増現象を認める．

図 15　CASE 8 の FDG-PET/CT

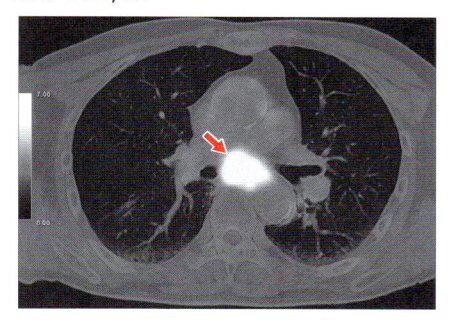

FDG-PET/CT で縦隔リンパ節の腫大と強い FDG 集積がみられる．

といった自律神経症状を伴いやすいことがあげられます．また，MMT でみられる筋力低下がそれほど強くないわりに日常生活における障害が強い様子もみられます．重症筋無力症ほど日内変動や日差変動が目立たないこともあり，こうした特徴に加えて腱反射が低下している症例では，本疾患を疑って post-exercise facilitation（p.140 参照）の確認や電気生理学的検査を考慮する必要があると思います．

・下肢近位筋の筋力低下，深部腱反射低下がみられる症例で，自律神経症状を伴う場合や MMT における筋力低下の程度に比して日常生活における障害が強い場合には，ランバート・イートン筋無力症候群を考慮する

CASE 9 「慢性」×「神経筋接合部疾患？　筋原性疾患？」

60歳代男性例です．50歳頃から飲み込みにくさがあり，徐々に悪化していました．日内変動や日差変動ははっきりしません．65歳頃から両側のまぶたが下がる様子がありますが，やはり日内変動や日差変動ははっきりしません．

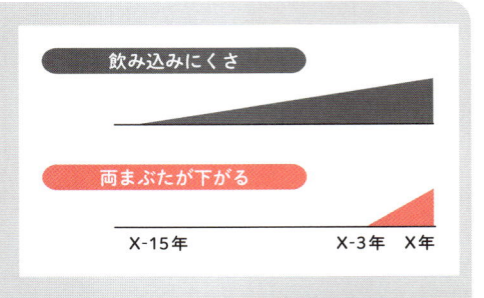

経過中，疲労時に複視があったかもということですが，明確な病歴ではありませんでした．67歳時に他院を受診され，ニコチン性アセチルコリン受容体抗体，筋特異的チロシンキナーゼ抗体がいずれも陰性ということから，double seronegative 重症筋無力症が疑われました．ステロイドによる免疫療法やカルシニューリン阻害薬投与がされていますが，効果がはっきりせず，当院に紹介となっています．

　経過は慢性です．眼瞼下垂を示唆する症状があるため，神経筋接合部疾患は鑑別にはなりますが，日内変動や日差変動といった症状の変動がはっきりしていません．どちらかといえば，**眼瞼下垂も呈するような筋原性疾患を考慮します**．神経診察では，両側の眼瞼下垂がみられますが，眼球運動制限や複視はみられませんでした．嚥下障害と開鼻声がありますが，MMTでは四肢の筋力はフル（5）でした．診察時に易疲労を示唆する所見はみられていません．以上より，経過が慢性の筋原性疾患ということで，筋の変性疾患である筋ジストロフィー/ミオパチーを考え，とくに眼瞼下垂が所見として目立つことから眼咽頭型筋ジストロフィーや眼咽頭遠位型ミオパチーといった疾患を鑑別にあげました．家族歴を聴取すると，父親も飲み込みづらさがあり，徐々に進行したということですが，併存症に咽頭がんがあり，類症ありと判断するか難しいところでした．一方で父親の同胞2名に眼瞼下垂と飲み込みにくさがあり，そのお子さん1名がすでに眼咽頭型筋ジストロフィーと診断されているということでした．

　本例についても小指外転筋，僧帽筋，鼻筋で反復刺激検査を行ったものの，

減衰現象はみられず，単線維筋電図検査でも神経筋接合部の異常を示唆する所見は得られませんでした．遺伝カウンセリングをふまえて *PABPN1* 遺伝子の解析を行い，GCN リピートの異常伸長（13 リピート）を認めて，眼咽頭型筋ジストロフィーと診断しています．

> ・眼瞼下垂＝重症筋無力症ではない！
> ・慢性経過の眼瞼下垂で，日内変動や日差変動といった神経筋接合部疾患の特徴が明確でない場合には，家族歴をよく聴取する必要がある

文献

1) Savarese M, et al：Panorama of the distal myopathies. Acta Myol **39** (4)：245-265, 2020
2) 福武敏夫：Barré 試験と Mingazzini 試験．脊椎脊髄ジャーナル **28** (4)：246-253, 2015
3) 幸原伸夫訳：ビジュアルガイド末梢神経と筋のみかた，原著第 5 版，診断と治療社，2016
4) Gorelick PB, et al：Enhanced ptosis in myasthenia gravis. Arch Neurol **38** (8)：531, 1981
5) O'Neill JH, et al：The Lambert-Eaton myasthenic syndrome. Brain **111** (Pt 3)：577-596, 1988
6) Hatanaka Y, et al：Ten-second exercise is superior to 30-second exercise for post-exercise facilitation in diagnosing Lambert-Eaton myasthenic syndrome. Muscle Nerve **37** (5)：572-575, 2008
7) Ku BD, et al：Cerebral infarction producing sudden isolated foot drop. J Clin Neurol **3** (1)：67-69, 2007
8) Phillips BA, et al：Patterns of muscle involvement in inclusion body myositis：clinical and magnetic resonance imaging study. Muscle Nerve **24** (11)：1526-1534, 2001
9) Tasca G, et al：Magnetic resonance imaging pattern recognition in sporadic inclusion-body myositis. Muscle Nerve **52** (6)：956-962, 2015
10) Pfeffer G, et al：Titin mutation segregates with hereditary myopathy with early respiratory failure. Brain **135** (Pt 6)：1695-1713, 2012
11) Uruha A, et al：Necklace cytoplasmic bodies in hereditary myopathy with early respiratory failure. J Neurol Neurosurg Psychiatry **86** (5)：483-489, 2015
12) 澁谷和幹：Split hand：ALS に特徴的な神経徴候．Brain and Nerve **71** (11)：1145-1151, 2019

13) Hamada Y, et al：Weak shoulder and arm sparing signs in amyotrophic lateral sclerosis. Muscle Nerve 65 (3)：311-316, 2022

COLUMN 9　　痛みを伴う片麻痺に注意

　症例提示からはじめていきます．60 歳代男性例で，以前に高血圧を指摘されたことがあるものの未治療という以外に特記すべき既往歴はありません．ある日の日中，平素と同様に屋外で鍬をふるって畝をつくるような畑仕事をしていました．帰宅するために車を運転していたところ，突然後頸部にずきずきした痛みが出現しています．自宅に戻った後は，座った姿勢で様子をみていましたが，痛みの改善がなく，左手足の力の入りにくさやしびれ感を自覚したため救急要請しています．神経診察では，脳神経領域に明らかな異常所見はみられませんでした．左上下肢に MMT 2 程度の筋力低下がみられ，また左上下肢の遠位部にしびれ感と表在覚鈍麻がみられました．排尿困難の訴えあり，導尿にて 900 mL 程度の尿流出を認めています．脳動脈解離による出血性病変や脳梗塞を疑って，頭部 CT や頭部 MRI を施行しましたが，原因となるような異常は指摘できませんでした．MR アンギオグラフィでも解離を積極的に疑う所見はみられませんでしたが，他の鑑別診断が思いつかず，解離による脳幹梗塞の疑い，脳幹梗塞なので発症日の MRI で病変が同定できないこともあろうということで入院としました．

　後でふりかえると，脳幹のどんな部位の脳梗塞で左片麻痺と左上下肢のしびれ感が一緒に出るだろうかといった疑問や，初回 MRI で病変が同定できないような脳幹梗塞で尿閉を呈してもよいのだろうかといった疑問が浮かびますが，この当時は漠然と「ちょっと変だな」と思いつつも，疑問をそのままにしてしまいました．ただ漠然と「ちょっと変だな」という感じがあったため，抗血栓薬は開始せずに，エダラボンのみ投与としました．翌日頭部 MRI の再検に加えて，念のためと頸椎 MRI を撮像したところ，図 A のように硬膜外血腫の所見を認め，特発性脊髄硬膜外血腫（spontaneous spinal epidural hematoma：SSEH）と診断しています．診断時，すでに症状に改善傾向がみられていたため，血圧管理のみの保存的加療とし，その後症状改善して自宅退院となっています．

　SSEH は，外傷や出血素因，腫瘍，硬膜外麻酔などの明らかな原因のない脊柱管内硬膜外の出血であり，出血源としては硬膜外静脈叢が推定されていま

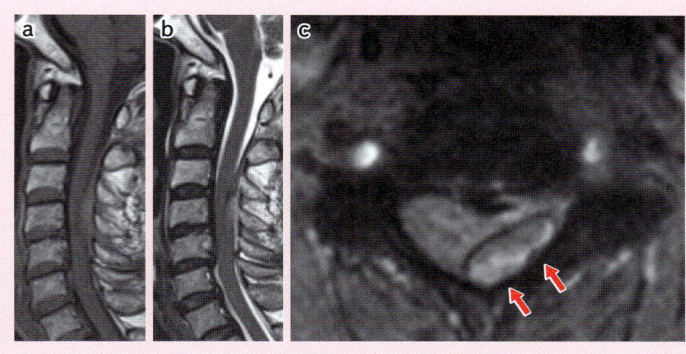

a：T1 強調矢状断像，b：T2 強調矢状断像，c：T2 強調横断像（C4 椎体レベル）．C3〜C5 椎体レベルの脊髄背側に，T1 強調像で脊髄とほぼ等信号，T2 強調像では脊髄よりやや高信号を呈する腫瘤様病変を認める．横断像では左背側より脊髄を圧迫するように存在している（矢印）．

す．血腫が左右どちらかに偏在しやすく，頸椎レベルで発症した場合には片麻痺を呈することがしばしばあるため，脳梗塞と誤診されやすいことが報告されています[i]．この誤診は，治療の方向性が正反対という重大な問題を含んでおり，脳梗塞の治療として行われる抗血栓療法は，SSEH を悪化させる可能性があります．実際，静注血栓溶解療法が施行された SSEH の症例も一定数報告されていて，投与後に症状が増悪した症例もみられます[ii]．また，SSEH は提示症例のように保存的加療により自然回復する症例も報告されている[iii]一方で，発症超早期の血腫除去が良好な転帰と関連したという報告[iv]や，外科的な除圧術を施行した症例においては術前の神経学的重症度や麻痺の持続時間が転帰と関連したという報告[v]がみられています．このため，神経障害が重症な症例や進行しつつある症例では，迅速に外科的治療を検討する必要があり，早期の正確な診断が求められます．SSEH では頸部痛の頻度が高いため，脳神経領域に異常がなく，頸部痛を伴うような片麻痺症例ではとくに SSEH を考慮する必要があります[i]．その他に脊髄半側の障害を示唆する Brown-Séquard 症候群（p.47 参照），レルミッテ（Lhermitte）徴候，一側のホルネル（Horner）症候群がみられる場合も注意を要することが示唆されています[i]．画像診断としては，MRI が確定診断のゴールドスタンダードとされる一方で，撮像時間が長くなることや，緊急での撮像が困難な施設も多いというデメリットがあります．CT では，より簡便に血腫を確認できるとされていますが，過去の報告では CT が撮影されていたにも関わらずその時点では見逃されていた症例も散見され[ii]，まずは臨床的に疑って，その目で注意深く読影することが重要と思

われます.

　提示した症例について，当初は部位診断が難しかったことを記載しましたが，後方視的にみた場合に画像で描出されている病変（血腫）で説明可能でしょうか．左片麻痺については，左背側に存在する血腫の直接的な圧迫による左の皮質脊髄路障害を考えます．左上下肢の感覚異常は難しいですが，左上肢の感覚異常は左側の神経根症，左下肢の感覚異常は同側の後索に対する直接的な圧迫か，対側の脊髄視床路に対する間接的な圧迫を推測しました．狭い脊柱管内の病変であるため，直接的な圧迫以外に，対側に間接的な圧迫をきたして症状を呈することもあるようで，右側の SSEH で，対側の左片麻痺を呈した症例（対側の皮質脊髄路に対する間接的な圧迫?）も報告されています[vi].

文献 i) Hu Y, et al : How to avoid misdiagnosing spontaneous cervical spinal epidural hematoma as ischemic stroke : 3 case reports and literature review. Cerebrovasc Dis **52** (5) : 597-606, 2023

ii) Szeto CLC, et al : Spontaneous spinal epidural hematoma mimicking stroke and its outcome post intravenous thrombolysis. Cerebrovasc Dis **51** (2) : 265-269, 2022

iii) Groen RJM. : Non-operative treatment of spontaneous spinal epidural hematomas : a review of the literature and a comparison with operative cases. Acta Neurochir (Wien) **146** (2) : 103-110, 2004

iv) Nakamura S, et al : Ultraearly hematoma evacuation (<12 hours) associated with better functional outcome in patients with symptomatic spontaneous spinal epidural hematoma. Workd Neurosurg **171** : e859-e863, 2023

v) Peng D, et al : Prognostic factors and treatments efficacy in spontaneous spinal epidural hematoma : a multicenter retrospective study. Neurology **99** (8) : e843-e850, 2022

vi) Okada K, et al : Paradoxical contralateral hemiparesis in spontaneous spinal epidural hematoma : a case report. BMC Neurol **23** (1) : 138, 2023

C：手足の動かしにくさ，動作がゆっくり

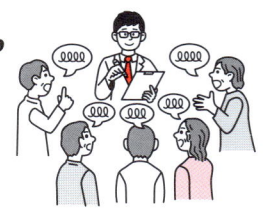

- 「手足の動かしにくさ」や「動作がゆっくりになった」という主訴では，原因としてパーキンソニズムを考える必要がある
- 漠然とした主訴の場合でも，入室時や病歴聴取時の観察によりパーキンソニズムを疑うことができる
- 慢性の経過で，全身性・両側性に症候がある場合にはパーキンソニズムをきたす変性疾患と考えられ，頻度が高いことと抗パーキンソン病薬が有効であることから，まずパーキンソン病を念頭に置く

C-1：病歴聴取のポイント

　ここでは，「手足の動かしにくさ」や「動作がゆっくりになった」という主訴をとりあげ，その原因としてパーキンソニズムを念頭にお話をしていきます．

パーキンソニズムとは

　一般的には，パーキンソニズムは静止時振戦，筋強剛，動作緩慢，姿勢反射障害を指します．2015年に公表されたパーキンソン病の診断基準においては，**パーキンソン病の診断におけるパーキンソニズムの定義は，動作緩慢を必須とし，加えて静止時振戦か筋強剛のどちらか，あるいは両方を認める**こととされています[1]．最近では，患者さん本人や家族の方がインターネットで検索され，「症状がよく似ているのですが，パーキンソン病じゃないでしょうか？」と最初から質問されるケースもみられます．

漠然とした主訴の場合

　一方で，パーキンソニズムが背景にある場合，かなり漠然とした訴えになることもままあります．具体的には，「何となく手足が動かしづらい」，「何となく歩きづらい」や「疲れやすい」といった訴えです．こうした訴えの背景にあ

るのが，パーキンソニズムなのかどうかを判別していく最初のポイントは，入室時の様子をよく観察することです［**2-G** (p.50) で述べたようにパーキンソニズムの診察にかぎったことではありませんが］．扉を開けて，椅子のところまで歩行し，椅子に座るまでの様子を見ていると，**全体的な動作の緩慢さがあるかどうか，目標到達地点である椅子のところに近づいていく際に小刻み歩行になっていないかどうか，歩行の際の姿勢が前傾姿勢かどうか，腕の振りが小さくなっていないかどうか，など診断に役立つポイントがたくさんあります**．病歴聴取の最初の時点でも，表情の乏しさがあるかどうか，小声や不明瞭な構音でないかどうかなど，すぐに評価できるポイントがあります．

動きの緩慢さ，動きの小ささ，すくみを確認する

上述した観察から，何となくパーキンソニズムがありそうだなと感じた場合には，患者さんの主訴について，その背景にある神経症候がパーキンソニズムでよいのかどうかを確認していきます．パーキンソニズムかどうかは，**パーキンソニズムの特徴である動きの緩慢さ，動きの小ささ，すくみがあるかどうか**に注目していきます．

たとえば，「何となく歩きづらい」など歩行障害が主訴の場合には，歩行が遅くなったかどうかを聞いていきます．加齢でももちろん遅くなるとは思いますが，配偶者と一緒に散歩している方で，配偶者に遅れをとるようになったという場合には，同じように年をとっているはずの配偶者と比べて遅くなっているので，動作緩慢があるのではと推測できます．通勤などで一定距離を歩行する習慣がある方では，周りの人に抜かされることが増えたかどうかを確認します．その他，歩幅が小さくなったかどうかや，ずり足になっていないかどうか，突進歩行やすくみの有無もうかがいます．

パーキンソン病は症状に左右差がみられることが多いですが，左右差のあるずり足歩行の場合，靴の底が一側だけ減りやすくなったことが確認できることもあります．姿勢や腕の振りについては，患者さん本人が自覚していないことも多いため，付き添いの家族に変化があるかどうか聞いたり，周りの人から歩行時の姿勢について何か指摘されていないかを本人に確認してみます．

主訴以外でパーキンソニズムがあるのか確認する

次に，主訴以外のところで，パーキンソニズムがあるのかどうかを頭の先からチェックしていきます．顔の表情が以前より乏しくなっていないかどうか，

発語の様子が小声になったり，不明瞭になっていないかを質問します．もちろん病歴聴取のなかでこちらも「小声だな」と評価はするのですが，以前からの変化という点については本人や家族から聴取することが重要です．上肢の筋強剛や寡動による症状は，自覚的には「動かしにくい」や「細かな動作がやりづらい」，「力が入りにくい」といった訴えとなり，筋力低下や小脳性運動失調と鑑別しづらいことも多くなります．

　筋力低下との鑑別は，あまり力自体は使わない細かな動作がやりにくくなっていないかどうか，を確認していきます．納豆をかきまぜたり，卵をとくような動作がやりにくくなっていないかどうか，衣服のボタンがかけにくくないかどうかなどを質問するようにしています．**小脳性運動失調との鑑別という点では，書字に注目します**．先述のとおり，**パーキンソニズムがある場合には字が小さくなる（小字症）**のに対して，**小脳性運動失調ではトメ，ハネがやりづらく，速く書こうとすると字が汚くなる**様子がみられます．

　全体的に動作がゆっくりになったかどうかもうかがいます．動作がゆっくりになること自体について，患者さんご本人はあまり気にされていないこともあるので，やはり付き添いの家族の方などにも確認していきます．ふるえについては，リラックスしてテレビをみているときなど静止時にあるのか，お茶碗をもったりする姿勢時にあるのか，改善因子（アルコール摂取など）があるのかといった点をうかがっていきます．ふるえが姿勢時や動作時にかぎられ，アルコール摂取で改善するといった特徴は，本態性振戦でみられます．

症状の経過を確認する

　順番が前後しましたが，これまでと同様に症状の経過から病因診断（疾患カテゴリーの推測）を行うことは重要です（p.11参照）．

○ 突発完成型の経過

　疾患カテゴリーとしては血管性や外傷が推定されます．線条体や淡蒼球，中脳，視床などにおける脳血管障害により，片側（病変と対側）あるいは両側のパーキンソニズムを呈する例が報告されています[2-4]．一方で，脳卒中全体のなかでみると頻度は少なく[5,6]，また症状が徐々に進行する症例もみられており，すでに潜在していたパーキンソン病などのパーキンソニズムを呈する変性疾患が，脳卒中を契機に顕在化したような症例が含まれている可能性も指摘されています．脳血管障害によるパーキンソニズムの場合，急性期は片麻痺や意

識障害が前景に立ち，徐々にパーキンソニズムが顕在化してくることもあります．

○急性から亜急性の経過

想定される疾患カテゴリーのなかでも**内分泌・代謝，具体的には薬剤性のパーキンソニズムを念頭に，内服薬について慎重に確認していきます**．

○慢性の経過で，全身性・両側性に症状がある場合

パーキンソニズムを呈する変性疾患と考えられ，**パーキンソン病と，パーキンソン病との鑑別が必要なパーキンソニズムを呈する神経変性疾患である非定型パーキンソニズム（多系統萎縮症，進行性核上性麻痺，大脳皮質基底核変性症など）に分けられます**．

非運動症状の病歴を確認する

パーキンソン病は有病率が 100〜300 人/10 万人と比較的頻度の高い疾患であり[7]，**抗パーキンソン病薬が有効であることから，パーキンソン病を念頭に非運動症状の病歴確認も行っていきます**．具体的にはレム睡眠行動異常症*を示唆するようなエピソードがないか，嗅覚低下がないかどうか，便秘の有無を確認していきます．便秘以外の自律神経症状として，排尿障害や起立性低血圧もパーキンソン病でみられうる症状です．頻尿，尿意切迫感，切迫性尿失禁といった蓄尿症状，いわゆる過活動膀胱の症状はパーキンソン病においてもしばしば認められます．一方で，病期の進行に伴い多系統萎縮症では残尿増加を呈し，症状としては排尿遅延，尿線途絶，尿勢低下，残尿感，排尿直後尿意といった排尿症状を自覚します．このため，**排尿障害については蓄尿症状と排尿症状の両者を分けて把握することが，パーキンソン病と多系統萎縮症の鑑別に役立つことがあります**．

起立性低血圧については，聴取の仕方に少し工夫が必要です．姿勢反射障害や小脳性運動失調などがある場合，立位をとる際にふらつき感を自覚することはよくあります．そのため，漠然と「立ちくらみはありますか？」と聴取すると，起立性低血圧に特異的な質問とはなりません．立位をとったときに血の気がひく感じがするかどうか，眼前暗黒感や失神がみられたことがあるかどうか

---

* **レム睡眠行動異常症**：レム睡眠中に夢内容を行動化する睡眠時随伴症の１つで，夢の内容にあわせて大声を出したり，手足を動かす様子がみられる．パーキンソン病や多系統萎縮症といった脳内にαシヌクレインが蓄積する変性疾患（シヌクレイノパチー）の前駆徴候として注目されている．

をうかがっていきます．

C-2：診察のポイント

振戦，動作緩慢，筋強剛を評価します．姿勢反射障害の評価については，**4-A-2**(p.114) を参照ください．

振戦

病歴聴取中にも，静止時振戦がみられるかどうかを随時確認します．あらためて静止時振戦を評価する際には，座位で膝の上に手を置いた，通常の静止時振戦の評価に加えて，暗算負荷により振戦が出現してこないかも確認します．**静止時振戦がみられた場合，パーキンソン病に比較的特異的ですが，一方で初診時には約 30%程度の症例で静止時振戦はみられず，全経過を通じても 25%程度の症例では静止時振戦がみられなかったことも報告されており**[8]，**静止時振戦がみられないことでパーキンソン病を除外することはできません**．

動作緩慢

動作緩慢 (bradykinesia) は直訳的には，動作のスピードが遅くなることを指します．パーキンソニズムの診察という文脈のなかでは，繰り返しの運動において，動作頻度が低下すること（瞬目の頻度が減ることなど）や，動作の振幅が低下することも含んだ用語です[9]．動作緩慢の診察としては，上肢では指タッピング (finger tapping)，下肢ではつま先タッピング (toe tapping) が代表的です．

○**指タッピング**：**図1**のように座った姿勢で人差し指を親指にタップする動作を，できるだけ素早く，大きく 10 回行うように指示します．タッピングの速度，振幅，振幅の減衰傾向があるかどうか，タッピングの中断（すくみ）があるかどうかを評価します．**パーキンソン病では，振幅の減衰傾向（繰り返していくうちに徐々に振幅が小さくなっていく）がみられる**のに対し，進行性核上性麻痺では振幅が最初から小さいものの，減衰はみられないという特徴がみられることが報告されています[10]．

○**つま先タッピング**：**図2**のように両足が楽に床につくように椅子に座ってもらい，かかとを床につけたまま，つま先で 10 回できるだけ大きく速くタップするよう指示します．指タッピングと同様に，タッピングの速度，振幅，振

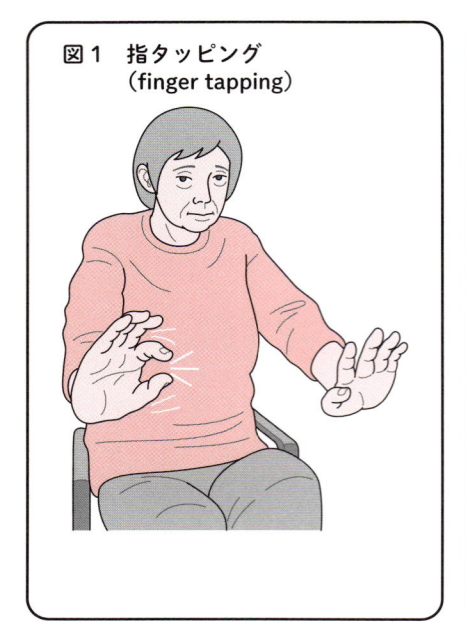

図1 指タッピング
（finger tapping）

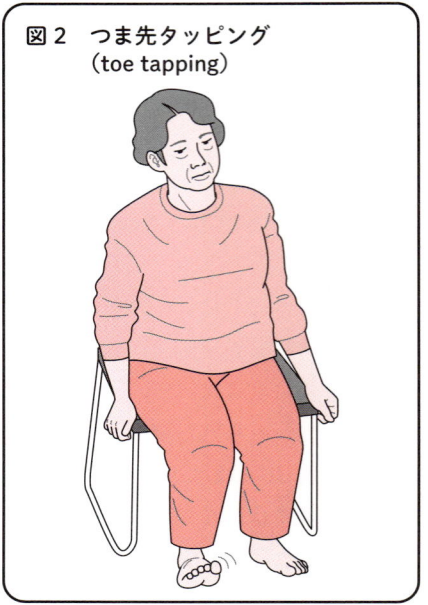

図2 つま先タッピング
（toe tapping）

幅の減衰傾向があるかどうか，タッピングの中断（すくみ）があるかどうかを評価します．

　指タッピングでもつま先タッピングでも，あらかじめテスト前に手本をみせることはしますが，テスト中は手本の動きをみせないようにします．

（筋強剛）

　筋強剛については，力をぬいてできるだけリラックスさせた状態で他動的に関節を動かすことで評価します．四肢に加えて頸部，体幹もみていきます．筋強剛がはっきりしない場合，対側の肢をタッピングさせたり，手を上下に動かしたり，手指を開閉させるような誘発法を行い，軽微な筋強剛が検出されるか確認します．体幹については，仰臥位で腕を組んでもらい，膝関節は屈曲位でそろえてもらった肢位で，両下肢を検者が持って左右に倒すことで観察します（図3）．倒した方向と対側の肩に注目し，倒すと肩が浮いてしまうような場合に体幹の筋強剛があると評価します．

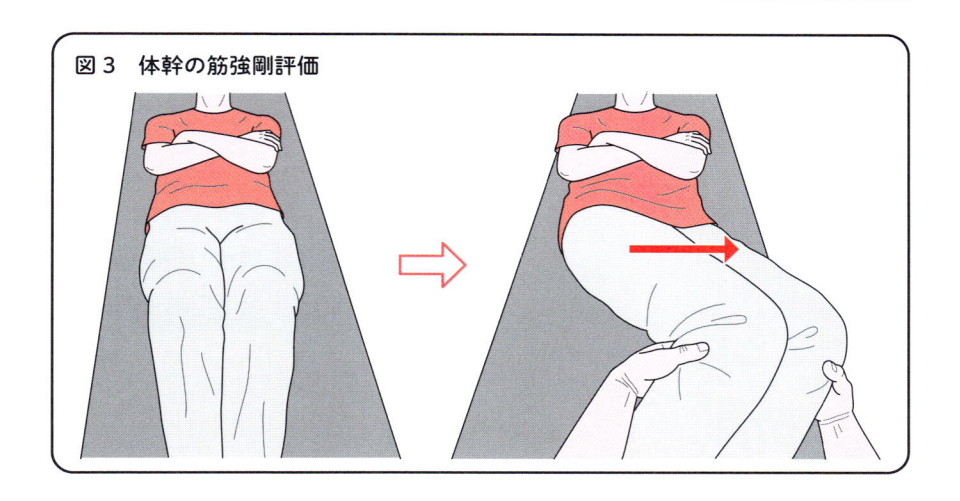

図3 体幹の筋強剛評価

　これらの診察を通じて，パーキンソニズムの有無を判断することも重要ですが，各所見の分布を把握することも重要となります．**パーキンソン病の運動症状には左右差がみられることが多く，初診時から左右差があって，経過を通じてその左右差が維持されることが特徴的です**．脳血管性パーキンソニズムや特発性正常圧水頭症では上肢の症候が目立たず，歩行や下肢の症候が主体となるため，**lower body parkinsonism や lower-half parkinsonism と称されることもあります**．筋強剛の分布では，進行性核上性麻痺において，四肢に比較して頸部や体幹の筋強剛が目立つことが特徴的です．時間が許せば Movement Disorder Society-Unified Parkinson's Disease Rating Scale（MDS-UPDRS）の part3 を評価することで，運動症状に関して全般的かつ半定量的に把握することができます．抗パーキンソン病薬の有効性についても，治療前後で MDS-UPDRS を評価することで，十分な検討ができ，診断と治療の両面で有用となります．

Ⓒ-3：症例提示

CASE 1 「慢性」×「パーキンソニズム」

50歳代男性例です．1年半ほど前から寝ているときに，夢にうなされているように大きな声を出したり，笑っている様子がみられるようになりました．4ヵ月ほど前から，歩行時の姿勢が前かがみになっていることを職場の同僚に指摘されるようになり，自身でも歩行速度が遅くなったことを自覚するとともに，字も書いているうちに小さくなっていくことに気づきました．その他に10年ほど前から臭いが感じにくくなっています．

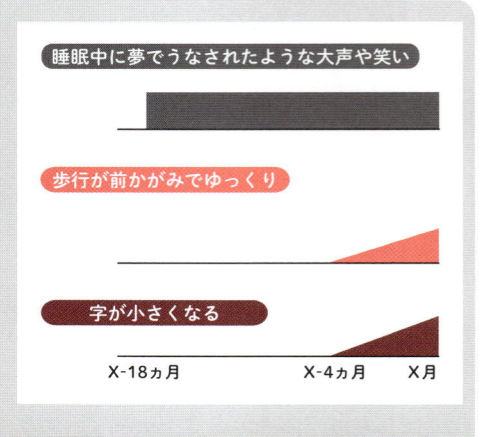

睡眠中に夢でうなされたような大声や笑い

歩行が前かがみでゆっくり

字が小さくなる

X-18ヵ月　　X-4ヵ月　X月

経過は運動症状がみられてから4ヵ月のため，亜急性ととるか慢性ととるか，やや悩みます．受診時は症状があるものの仕事も継続できており，日常生活も自立した状態であったため，**慢性経過の早い段階で受診された**ととらえました．**全身性に症状がみられているため，変性疾患を考えます**．動作がゆっくりになっていることや小字症を訴えているため，パーキンソニズムの存在が示唆されます．パーキンソニズムを呈する変性疾患のなかで，疾患頻度が高いこと，嗅覚低下の訴えやレム睡眠行動異常を示唆するエピソードがみられることから，まずはパーキンソン病を疑います．

神経診察では，やや表情が乏しい様子があり，構音は小声で不明瞭でした．右手指に軽度の静止時振戦がみられました．右上下肢に軽度の，左上下肢には誘発法でわかる程度の筋強剛を認めたほか，指タッピングでは右に振幅低下とすくみがみられました．つま先タッピングでは，右で振幅の減衰がみられています．歩行は前傾姿勢で，腕の振りが右優位にやや小さい様子があり，明らかな小刻み歩行ではないものの，足の上がりが悪い様子がありました．わずかな

図4 CASE 1 の頭部 MRI，MIBG 心筋シンチグラフィ

	早期尿		
	H/M	正常参考値	
標準ME	1.97	2.2 以上	
施設条件	1.84	2.1 以上 核医学会 (LME/ME)	

Washout Rate
48.6%
核医学会 (LME/ME) 22% 以下

	後期尿		
	H/M	正常参考値	
標準ME	1.69	2.2 以上	
施設条件	1.60	2.3 以上 核医学会 (LME/ME)	

頭部MRI（T2強調像）　MIBG心筋シンチグラフィ

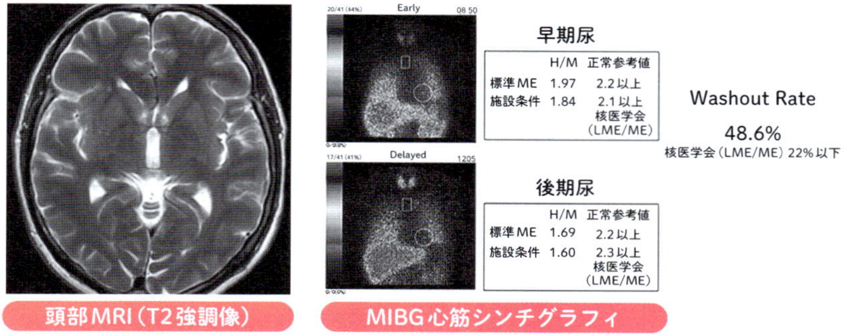

頭部 MRI では被殻の萎縮や外側縁の高信号化，背外側部の低信号化などの所見を認めない．MIBG 心筋シンチグラフィでは早期像，後期像ともに心臓（heart）と上縦隔（mediastinum）における集積比（H/M 比）の低下がみられる．

がら静止時振戦がみられており，またパーキンソニズムには左右差がみられることから，病歴聴取の段階と同様に，パーキンソン病を第一に考えます．

　頭部 MRI で，多系統萎縮症や進行性核上性麻痺，大脳皮質基底核変性症などの非定型パーキンソニズムを積極的に示唆する所見はなく，MIBG 心筋シンチグラフィで集積低下を認めており（図4），パーキンソン病に矛盾しない結果でした．L-ドパ 100 mg/日から開始し，200 mg/日まで増量したところ，MDS-UPDRS part3 が治療前 29 点から 18 点まで改善がみられています．

MIBG 集積の低下

　パーキンソン病を含めてレヴィ（Lewy）小体の蓄積がみられる疾患（ほかにレヴィ小体型認知症，純粋自律神経不全症）では，心臓交感神経の変性と脱落に伴い，心臓の MIBG 集積が低下します．パーキンソン病と非定型パーキンソニズムの鑑別における MIBG 心筋シンチグラフィの感度，特異度は80〜90％程度とされています[11, 12]．レヴィ小体がみられない遺伝性パーキンソン病の一部では，MIBG 集積は正常となること[13]，逆に偶発的なレヴィ小体病理の併存により MIBG 集積低下をきたしうることに注意が必要です．

　MIBG を静脈投与後15〜30分（早期像）と3〜4時間（後期像）で撮像を行い，心臓と上縦隔における集積の比（heart/mediastinum ratio：H/M 比）を算出するとともに，心臓 MIBG クリアランスの定量的評価法である wash out rate

を算出して半定量的指標として用いています．早期像と後期像では，早期像のほうがやや特異度が高く，後期像ではやや感度が高くなります．パーキンソン病では経時的に MIBG 集積の低下がみられる傾向があるため[14]，発症早期に施行した MIBG 心筋シンチグラフィで集積低下がみられなかった場合，時間をあけて再検することで集積低下が明らかになる可能性があります．

　剖検病理確定例における検討では，レヴィ小体病の診断における MIBG 心筋シンチグラフィは，早期像の感度・特異度がそれぞれ 70.0% と 96.2%，後期像の感度・特異度が 80.0% と 92.3%，wash out rate（カットオフ値は34%）の感度・特異度は 80.0% と 84.6% と報告しています[15]．

> ・MIBG 心筋シンチグラフィにおける心臓の MIBG 集積低下は，パーキンソン病を含めたレヴィ小体蓄積がみられる疾患の診断に感度，特異度が高い

CASE 2 「慢性」×「パーキンソニズム＋自律神経障害」

　60 歳代男性例です．2 年ほど前から左足の運びが悪い感じがあり，とくに風呂場で方向転換するときに小刻みな感じになりました．半年ほど前からふらつき感がみられ，ボタンはめの際に左手が動かしづらくなり，2 ヵ月ほど前からは右足も出づらくなって，全体に動作が緩慢になったということでした．その他に，半年ほど前から排便が3 日に 1 回程度と便秘になり，

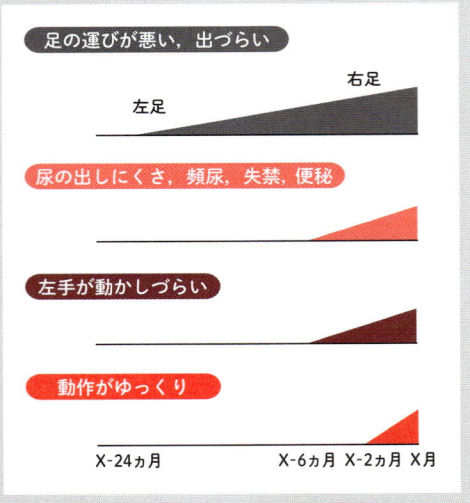

尿の出しづらさや頻尿，尿失禁がみられるようになっています．立位をとった際の眼前暗黒感や失神はありませんが，寝ているときに夢でうなされたよ

うな大声を出すことが数回あったということです．他院ですでに L−ドパが投与されていますが，効果ははっきりしませんでした．

経過は慢性で，**全身性・両側性の症状のため変性疾患を考えます**．運動症状についてはパーキンソニズムがありそうですが，その他に排尿障害や便秘といった自律神経障害もありそうです．パーキンソニズムを呈する変性疾患のなかで，L−ドパ反応性が悪く，自律神経障害を伴い，レム睡眠行動異常を示唆するエピソードもみられていることから，まずはパーキンソニズム優位の多系統萎縮症（multiple system atrophy with predominant parkinsonism：MSA-P）を疑います．L−ドパ反応性が悪いことや，尿の出しにくさがあることが気にはなるものの，パーキンソン病の可能性も一定程度残りそうです．

神経診察では，左上肢に軽度，右上肢は誘発法でわかる程度の筋強剛があり，左下肢にも誘発法でわかる程度の筋強剛がありました．指タッピングでは，右に軽度の振幅低下，左は振幅の減衰傾向とすくみがみられました．指追い試験では，両側で測定過大（hypermetria）がみられ，つま先タッピングでは左で軽度の振幅低下とすくみを認めました．歩行は独歩可能ですが，方向転換時に小刻み歩行となり，左の腕振りが小さい様子がありました．病歴で想定したパーキンソニズムが確認でき，また，小脳性運動失調の併存が示唆されたため，パーキンソン病が考えにくくなり，MSA-P をより強く疑う形となりました．ヘッドアップティルト検査では，明らかな神経原性の起立性低血圧はみられませんでしたが，残尿エコーでは 137〜475 mL 程度の残尿がみられ，間欠的自己導尿開始となりました．

頭部 MRI では，橋底部下面優位の萎縮と小脳萎縮がみられます．T2 強調像では中小脳脚がやや高信号化しており，橋にはホットクロスバンサインの縦線を認めます（**図 5**）．被殻は右優位に萎縮しており，T2 強調像で右被殻外側縁の線状高信号化（putaminal rim）を認めるとともに，T2 強調像や T2*強調像で被殻背外側の低信号化もみられています（**図 6**）．最終的に MSA-P と診断しています．

パーキンソニズム優位の多系統萎縮症（MSA-P）における MRI の特徴

MSA-P では主に線条体黒質系が障害され，被殻の背外側部や黒質に神経細胞脱落，グリオーシスを認めます．日常臨床で用いる MRI では黒質の変性所

図5　CASE 2 の頭部 MRI（脳幹・小脳）

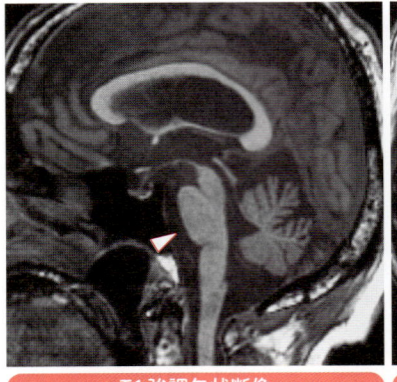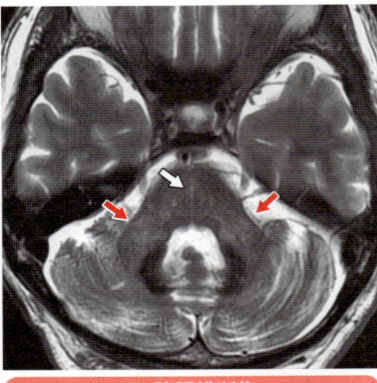

T1強調矢状断像　　　T2強調横断像

橋底部は下面優位に萎縮しており（白矢頭），小脳にも萎縮がみられる．T2強調像で中小脳脚の高信号化（赤矢印）を認め，橋にはホットクロスバンサインの縦線（白矢印）を認める．

図6　CASE 2 の頭部 MRI（基底核領域）

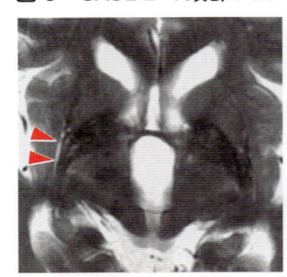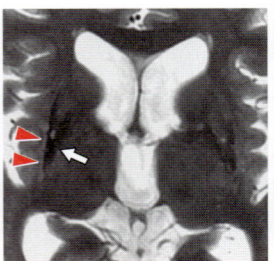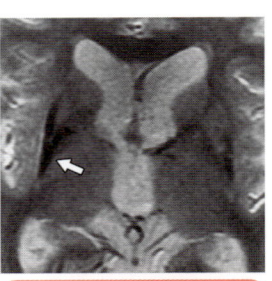

T2強調像　　　T2*強調像

右優位に被殻が萎縮しており，右被殻外側縁には T2 強調像で背側（後方）優位に線状高信号化がみられる（赤矢頭）．T2強調像で右優位に両側の被殻背外側に低信号化がみられる（白矢印）が，T2*強調像でより明瞭である（白矢印）．

見が視覚的にとらえづらく，被殻に注目していきます．主な画像所見としては**被殻の萎縮，被殻外側縁の T2 強調像での線状高信号化（putaminal rim），T2強調像や T2*強調像での被殻背外側部の低信号化**がみられます．

　線状高信号化の背景病理としては，神経細胞脱落やグリオーシス，血管周囲腔の拡大による組織粗鬆化が考えられています[16]．被殻背外側部の低信号化

図7　健常対照例にみられる被殻外側縁の線状高信号化

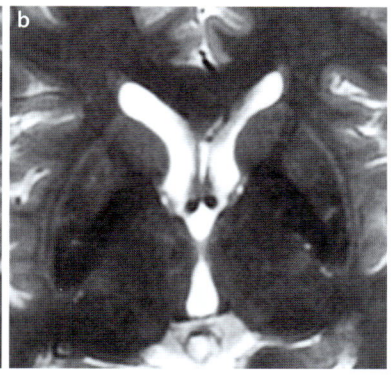

神経症候のない 40 歳代女性の T2 強調像（a）と 50 歳代男性の T2 強調像（b）．いずれも被殻外側縁に線状高信号化がみられるが，幅が狭く均一で，被殻外側縁全体に広がっている．

については，フェリチンや Fe^{3+} の沈着を反映した所見とされています[16]．被殻外側縁の線状高信号化を評価するときの注意点は，健常対照においても線状高信号化が認められうることです[17, 18]．健常対照にみられる線状高信号化は，3T MRI 装置を用いた検討では，30 歳代〜60 歳代で認められやすく，外側縁でフェリチン沈着が軽度で，それ以外の被殻ではフェリチン沈着が強いというフェリチン分布の違いを反映した所見とされています[19]．

　健常対照でみられる非特異的な所見としての線状高信号化と，MSA-P の所見としてみられる線状高信号化の違いについては，健常対照でみられる場合は外側縁全体に広がるか，腹側（前方）優位なのに対して，MSA-P の所見としてみられる場合は**背側（後方）優位**である点です．また，健常対照でみられる場合は連続性で，幅が狭く（2 mm 以内），均一であるのに対して，MSA-P の所見としてみられる場合は，**非連続性（途中で途切れる），幅は不均一で，被殻の萎縮や内側の低信号化を伴う**点があげられています[18]．**図7** に健常対照でみられた線状高信号化の例を提示していますが，幅が狭く均一で，外側縁全体に広がっていることがわかるかと思います．

> - 慢性経過で，L-ドパ反応性不良のパーキンソニズムに加えて自律神経障害を伴う場合には MSA-P を考慮する
> - MSA-P で認められる MRI の T2 強調像における被殻外側縁の線状高信号化は，背側（後方）優位，非連続性，幅が不均一，被殻の萎縮や内側の低信号化を伴うという特徴がある

CASE 3 「慢性（階段状）」×「パーキンソニズム」

60 歳代男性例です．2 年ほど前から小刻み歩行となりました．別居の家族からみると半年前から 1 ヵ月前にかけては，あまり状態に変化がなかったということです

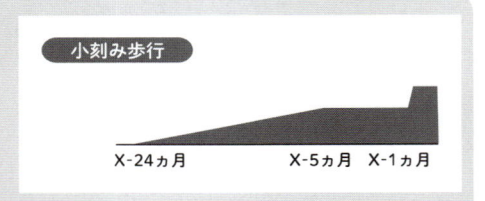

が，1 ヵ月ほど前から，歩行の悪化がみられ，屋内でも杖を使用して歩行するようになっています．以前に認知機能低下が指摘されており，独居であることもあり，細かな病歴は不明でした．経過は慢性ですが，これまで提示したような徐々に右肩上がりの経過というよりは，1 ヵ月ほど前に階段状に悪化したようです．

　神経診察では，構音が不明瞭で，吃音が目立つ様子がありました．粗大な麻痺はみられませんでしたが，指タッピングは両側でやや振幅が小さい様子がみられました．歩行は著明な小刻み歩行とすくみがみられ，介助で何とか短距離歩行が可能でした．筋強剛については，上肢では誘発法でわかる程度，下肢では軽度の筋強剛がみられ，左右差はみられませんでした．歩行や立位時に下半身に症候が目立ち，いわゆる lower body parkinsonism を呈しています．

　小刻み歩行が明確になる前の頭部 MRI を **図 8** に，今回の頭部 MRI を **図 9** に示していますが，基底核領域や大脳白質において，陳旧性梗塞を含む慢性虚血性変化が拡大しています．脳血管性パーキンソニズムのうち，単一の病変によって突発完成型にみられるタイプについて **4-C-1** (p.163) で触れましたが，本例は潜行発症型の脳血管性パーキンソニズムと考えます[3]．これまで慢性の

図8 CASE 3 の頭部 MRI（歩行障害が顕在化する前のもの）

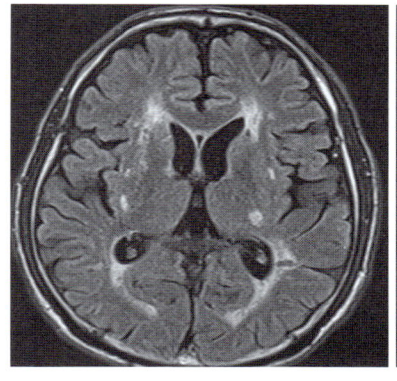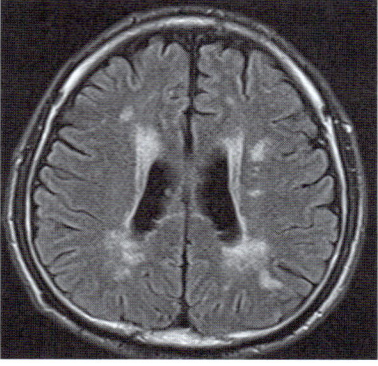

FLAIR 像．基底核領域や視床，大脳白質に陳旧性梗塞を含む慢性虚血性変化がみられる．

図9 CASE 3 の頭部 MRI（歩行障害が顕在化した後のもの）

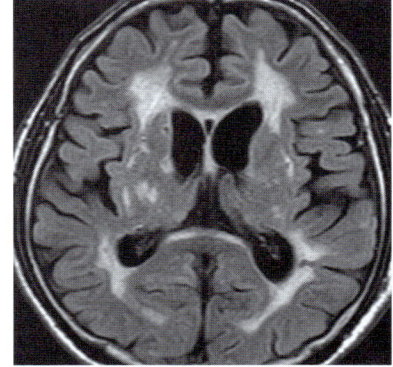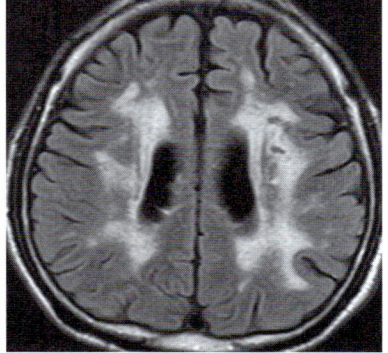

FLAIR 像．基底核領域や視床，大脳白質に陳旧性梗塞を含む慢性虚血性変化がみられ，図8と比較して病変の増加や癒合性の拡大がみられる．

経過で，系統の障害が示唆される場合は変性疾患を考えるというお話をしてきましたが，少し例外的な病態となります．脳血管性パーキンソニズムでは本例のように階段状の悪化がみられることがあります．

> ・脳血管性パーキンソニズムでは上肢の症候が目立たず，歩行や下肢の症候が主体となる lower body parkinsonism を呈する

CASE 4 「亜急性」×「パーキンソニズム」

　30歳代女性例です．もともと持続性気分障害と軽度知的障害があり，デュロキセチン，ブロマゼパム，コントミン，ブロチゾラムを内服していました．妊娠判明後，切迫早産で他院に入院し，リトドリン点滴や子宮頸管縫縮術を施行されています．退院後（当科受診の5週間ほど前）から，お菓子の袋が開けにくい，排泄後に下着を上げにくいといった上肢の使いにくさがみ

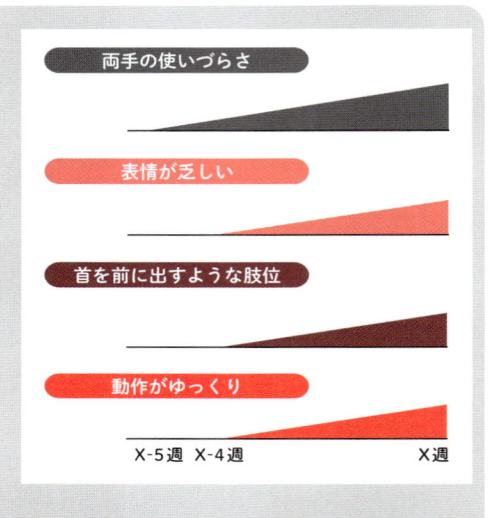

られています．その後，4週間ほど前から表情が乏しくなり，首を前に出すような肢位をとるようになりました．歩行も歩幅が狭く，足のあがりが悪い様子がみられ，動作が全体にゆっくりになりました．

　症状の経過は亜急性で，感染性（真菌性，結核性），自己免疫・炎症性，新生物（悪性腫瘍），内分泌・代謝，中毒，精神疾患といった疾患カテゴリーが推測されます．**両側性・全身性の症状なので，系統の障害，ここでは錐体外路系の障害によるパーキンソニズムと考えました**．ドパミン受容体遮断作用のあるコントミンを含む複数の向精神薬を内服しており，内分泌・代謝のうち薬剤性を第一に想定し，薬剤性パーキンソニズムを疑いました．

　神経診察では，頸部を前に出すような肢位をとっており，表情が乏しく，瞬目の頻度は減少していました．下肢は組んだりする動作がみられるものの，上肢や頭頸部を自発的に動かす様子はほとんどみられませんでした．頸部や両上肢に中等度の筋強剛がみられ，両上肢にわずかな姿勢時振戦を認めました．指タッピングでは，右で極めて振幅が小さく，わずかに指をこすりあわせるような動きがみられますが，左はほとんど動きにならない様子でした．つま先タッピングはやや緩慢ですが，両側ともしっかりとした動きがみられています．歩

行は足のあがりが悪く，とぼとぼとし，前傾姿勢に加えて，首を前に突き出すような肢位をとっており，腕の振りは両側ともほとんどみられませんでした．

以上より，頸部のジストニアに加えて，上半身優位に両側性にパーキンソニズムがあると判断しています．精神神経科にコンサルトし，デュロキセチンとコントミンを漸減・中止したところ，症状の改善傾向がみられています．受診から2ヵ月後の時点でほぼ症状が消失しており，薬剤の調整で改善したことから薬剤性パーキンソニズムと最終診断しています．

> ・亜急性の経過でパーキンソニズムが認められた場合，薬剤性パーキンソニズムを念頭に，内服薬を確認する必要がある

CASE 5 「亜急性」×「パーキンソニズム」

50歳代男性例です．1ヵ月ほど前から肩関節や股関節などの関節痛がみられていました．1週間ほど前から全身倦怠感がみられ，1日前から小声，ずり足歩行となっています．搬送当日は，部屋で横になっていて，声掛けに反応が鈍い様子でした．他院搬送の3日後に当科受診しています．

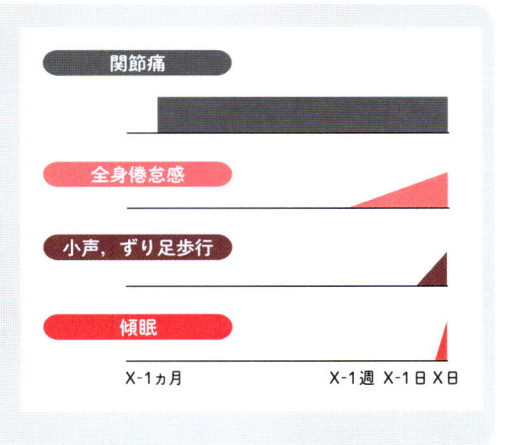

症状の経過は亜急性で，感染性（真菌性，結核性），自己免疫・炎症性，新生物（悪性腫瘍），内分泌・代謝，中毒，精神疾患といった疾患カテゴリーが推測されます．小声やずり足歩行といった症状からは，錐体外路系の障害，パーキンソニズムが考慮されますが，全身倦怠感などがあり，全身状態が悪い影響でみられた症状という可能性もあり，病歴のみでは確定的と言えないかと思います．診察時はGlasgow Coma Scale（GCS）でE3V4M6，やや傾眠の状態でしたが，小声が強く，全体に動作緩慢で，四肢に筋強剛がみられています．

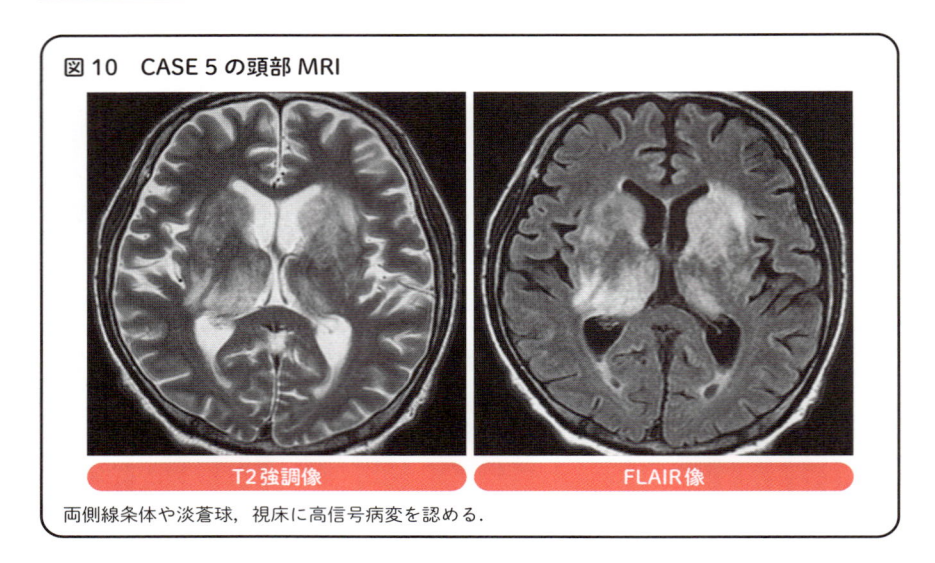

図10　CASE 5 の頭部 MRI

T2強調像　　　FLAIR像

両側線条体や淡蒼球，視床に高信号病変を認める．

経過中に意識レベルが改善していくなかで，指タッピングやつま先タッピングなどの診察も可能となり，動作緩慢がより明瞭となっています．

　以上から神経診察も含めると錐体外路系の障害による，パーキンソニズムと考えます．関節痛や全身倦怠感といった症状があることから，先述した疾患カテゴリーのなかでも感染性や自己免疫・炎症性といったものの可能性が高くなりそうです．

　頭部 MRI では T2 強調像や FLAIR 像で両側線条体や視床に高信号病変を認めました（図10）．拡散強調像では明確な拡散制限はなく，T1 強調造影像では病変に明らかな造影効果はみられませんでした．また，血液検査所見を含めると，Systemic Lupus International Collaborating Clinics 分類基準の臨床的項目と免疫学的項目をそれぞれ 3 項目ずつ満たしており，背景疾患として全身性エリテマトーデス（systemic lupus erythematosus：SLE）があると診断しています．

　ステロイドパルス療法に加えて，シクロホスファミドパルス療法を行い，症状や画像所見の改善がみられており，最終的に線条体脳炎の像をとった神経精神 SLE（neuropsychiatric SLE：NPSLE）と診断しています[20]．

神経精神 SLE（NPSLE）

NPSLE では，本症例のようないわゆる**線条体脳炎の像を呈する**ことが報告されています[21]．急性から亜急性の経過で同様の画像所見がみられた場合，抗 NMDA 受容体抗体脳炎や抗 LGI1 抗体脳炎といった自己免疫性脳炎などに加えて，NPSLE が鑑別疾患となります．

> ・NPSLE では，線条体脳炎の像を呈することがあり，抗 NMDA 受容体抗体脳炎や抗 LGI1 抗体脳炎といった自己免疫性脳炎と鑑別を要する

文献

1) Postuma RB, et al：MDS clinical diagnostic criteria for Parkinson's disease. Mov Disord **30**（12）：1591-1599, 2015

2) Tolosa ES, et al：Parkinsonism and basal ganglia infarcts. Neurology **34**（11）：1516-1518, 1984

3) Zijlmans JCM, et al：Clinicopathological investigation of vascular parkinsonism, including clinical criteria for diagnosis. Mov Disord **19**（6）：630-640, 2004

4) Vaamonde J, et al：Subacute hemicorporal parkinsonism in 5 patients with infarcts of the basal ganglia. J Neural Transm **114**（11）：1463-1467, 2007

5) Alarcón F, et al：Post-stroke movement disorders：report of 56 patients. J Neurol Neurosurg Psychiatry **75**（11）：1568-1574, 2004

6) Peralta C, et al：Parkinsonism following striatal infarcts：incidence in a prospective stroke unit cohort. J Neural Transm **111**（10-11）：1473-1483, 2004

7) Wirdefeldt K, et al：Epidemiology and etiology of Parkinson's disease：a review of the evidence. Eur J Epidemiol **26**：S1-S58, 2011

8) Hughes AJ, et al：A clinicopathologic study of 100 cases of Parkinson's disease. Arch Neurol **50**（2）：140-148, 1993

9) Jankovic J, et al：Principles and practice of movement disorders. 3rd edition, p.83, Elsevier, 2022

10) Ling H, et al：Hypokinesia without decrement distinguishes progressive supranuclear palsy from Parkinson's disease. Brain **135**（Pt 4）：1141-1153, 2012

11) Orimo S, et al：[123]I-MIBG myocardial scintigraphy for differentiating Parkinson's disease from other neurodegenerative parkinsonism：A systematic review and meta-analysis. Parkinsonism Relat Disord **18**（5）：494-500, 2012

12) Treglia G, et al：MIBG scintigraphy in differential diagnosis of Parkinsonism：a meta-analysis. Clin Auton Res **22**（1）：43-55, 2012

13) Orimo S, et al：Preserved cardiac sympathetic nerve accounts for normal cardiac uptake of MIBG in PARK2. Mov Disord **20** (10)：1350-1353, 2005

14) Tsujikawa K, et al：Chronological changes of ^{123}I-MIBG myocardial scintigraphy and clinical features of Parkinson's disease. J Neurol Neurosurg Psychiatry **86** (9)：945-951, 2015

15) Matsubara T, et al：Autopsy validation of the diagnostic accuracy of 123I-Meaiodobenzylguanidine myocardial scintigraphy for Lewy body disease. Neurology **98** (16)：e1648-e1659, 2022

16) Matsusue E, et al：Putaminal lesion in multiple system atrophy：postmortem MR-pathological correlations. Neuroradiology **50** (7)：559-567, 2008

17) Lee WH, et al：Hyperintense putaminal rim sign is not a hallmark of multiple system atrophy at 3T. AJNR Am J Neuroradiol **26** (9)：2238-2242, 2005

18) Tha KK, et al：Hyperintense putaminal rim at 1.5 T：prevalence in normal subjects and distinguishing features from multiple system atrophy. BMC Neurol **12**：39, 2012

19) Fujii A, et al：Hyperintense putaminal rim at 3T reflects fewer ferritin deposits in the lateral marginal area of the putamen. AJNR Am J Neuroradiol **28** (4)：777-781, 2007

20) Nakamura K, et al：Striatal encephalitis in neuropsychiatric systemic lupus erythematosus. Intern Med **59** (4)：589-590, 2020

21) Kelley BP, et al：Neuropsychiatric lupus with antibody-mediated striatal encephalitis. AJNR Am J Neuroradiol **39** (12)：2263-2269, 2018

D：しびれ

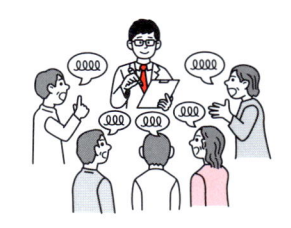

> - 「しびれ」が主訴の場合，まず患者さんの話す「しびれ」が何を意味しているのか把握する必要がある
> - 「しびれ」が主訴の場合，局所病変なのか，系統的な障害なのか（多発ニューロパチー，多発単ニューロパチー）を考える必要がある
> - 局所病変であれば，どこに病変があるのか，系統的な障害であれば，多発ニューロパチー（手袋靴下型の症状分布），多発単ニューロパチー（非対称性，神経差のある症状分布）のいずれの障害なのかを見極めていく

D-1：病歴聴取のポイント

患者さんの話す「しびれ」の把握

まず重要なのは，患者さんの話す「しびれ」が何を意味しているかの把握です．患者さんによっては脱力感などを「しびれ」という言葉で表している方もおり，具体的にどんな感じがしているのか，よくうかがう必要があります．この点はすでに多くの成書に記載されていることですが，やはり重要なポイントと思われるため，あらためて記載します．

単に「しびれってどんな感じのことですか？」と問い直すことで詳しく話してもらえることもあります．難しい場合には，患者さんによって「しびれ」という言葉の意味する内容が多様であることや，医療者のとらえる「しびれ」と異なることがあり，それが診断や検査の方針に大きく影響する可能性をお話しして，できるだけ詳しく話してもらえるようお願いしています．それでも「うーん」と表現するのが難しい様子であれば，正座している最中に，足の感覚が鈍くなってくる感じに似ているか，あるいは正座後に足が「ジンジン」「ビリビリ」としびれる感じに似ているか，など具体例をあげて，どんな感じが近いの

かを確認していきます。その他に、歯医者の治療で麻酔したときのような感覚が鈍い感じに似ているか、など一般の方が経験することが多いものを例にあげてみます。

何らかの感覚刺激を与えた場合に、それがその刺激よりも過剰に強く感じられるか（感覚過敏）、異常な感覚が生じるか（錯感覚）、感覚が鈍い、あるいは感じないような感覚鈍麻があるかも確認していきます。日常生活のなかで痛覚刺激を受ける頻度は少ないため、衣服がこすれたときの感覚や、洗い物で冷水に触れたときの感覚、入浴時のお湯の温度の感覚など、誰もが受けそうな感覚刺激についてうかがっていくと確認しやすいです。

症状の経過を確認する

これまでと同様に、症状の経過から病因診断（疾患カテゴリーの推測）を行っていきます。**2-C-1**の図1（p.13）であげた疾患カテゴリーにはありませんが、**慢性の経過をとりうるものとして、手根管症候群や頚椎症性脊髄症のような、慢性的な圧迫性病態も鑑別にあがります**。しびれが出現した場合、障害程度が軽度であっても、患者さんにとって異常として認識しやすいためか、すぐに受診されることがあります。この場合は、その後どのような経過で増悪していくかがわかりにくく、疾患カテゴリーの推測は難しくなります。

感覚症候の分布を確認する

続いて、**感覚症候の分布から、局所の病変で説明可能なのか、両側性・全身性の症状で系統的な障害（多発ニューロパチー、多発単ニューロパチーなど）なのかを考えていきます**。

○局所病変の場合：どの部位の障害か

感覚症候の部位と対応する局所病変について、まず**図1**をもとに考えてみます。顔面の感覚は三叉神経が司っていて、三叉神経節（半月神経節）で3枝に分かれます。そのため、三叉神経節より末梢の障害では、各分枝の支配領域に一致して、しびれ感や表在覚鈍麻（温痛覚、触覚）がみられます。具体的には**図1a**の障害で、三叉神経第2枝領域にしびれ感や表在覚鈍麻（温痛覚、触覚）が生じます。**図1b**のような三叉神経節より中枢側の実質外で三叉神経が障害された場合には、半側顔面全体のしびれ感や表在覚鈍麻（温痛覚、触覚）が認められます。

実質内に入った後は、温痛覚に関連する小径線維と、皮膚触覚に関連する大

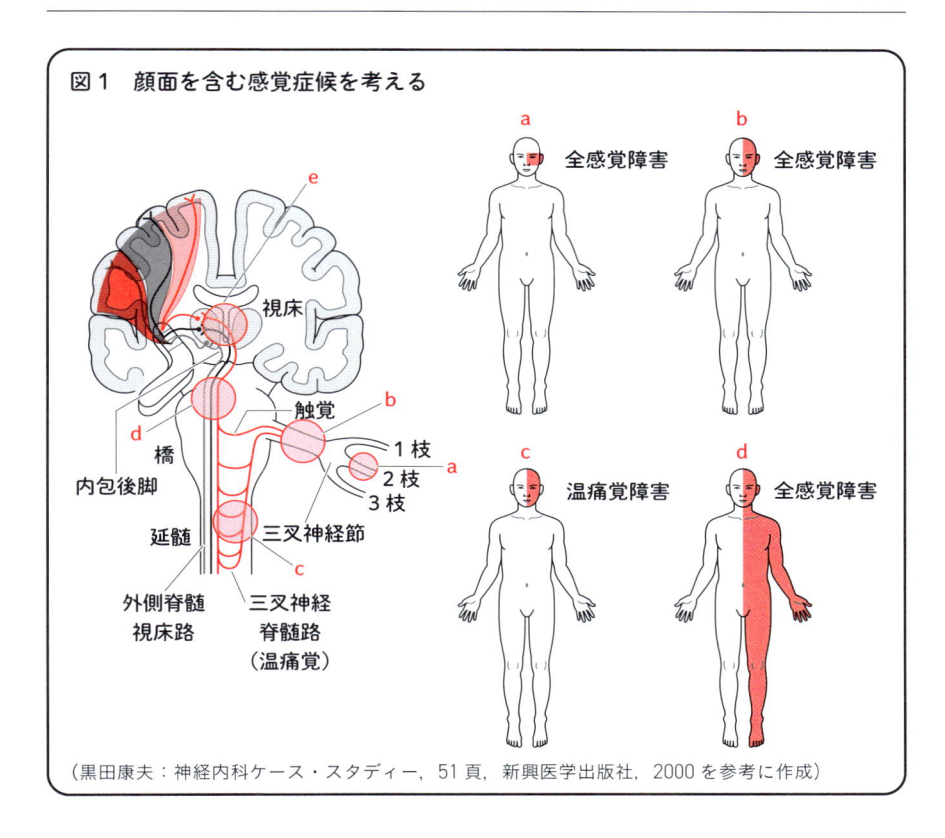

図1　顔面を含む感覚症候を考える

a　全感覚障害
b　全感覚障害
c　温痛覚障害
d　全感覚障害

視床
触覚
1枝
2枝
3枝
b
a
d
橋
内包後脚
延髄
三叉神経節
外側脊髄視床路
三叉神経脊髄路（温痛覚）
e
c

（黒田康夫：神経内科ケース・スタディー，51頁，新興医学出版社，2000を参考に作成）

径線維に分かれます．温痛覚に関連する小径線維は，三叉神経脊髄路として**図1**のように下行します．下行の過程で内側の三叉神経脊髄路核のニューロンにシナプス結合し，この核から出た二次ニューロンが交叉して反対側の脊髄視床路に合流します．一方，皮膚触覚に関連する大径線維は，橋被蓋の三叉神経主感覚核のニューロンにシナプス結合し，主感覚核から出た二次ニューロンがすぐに交叉して対側の脊髄視床路に合流します．このため，**図1c**のような下部脳幹（橋〜延髄）の三叉神経脊髄路が障害された場合，障害側顔面の温痛覚障害（触覚は保たれる）がみられます．**図1d**のように視床に向かう脊髄視床路が障害された場合，顔面を含む対側半身のしびれ感や全感覚障害が生じます．**図1e**の視床においては，顔面を含む対側半身のしびれ感や全感覚障害が生じる場合と，**病変が限局しているときに，対側の口周囲と対側手先にしびれ感を主体とする感覚症候がみられる，いわゆる手口感覚症候群を呈する場合があり**

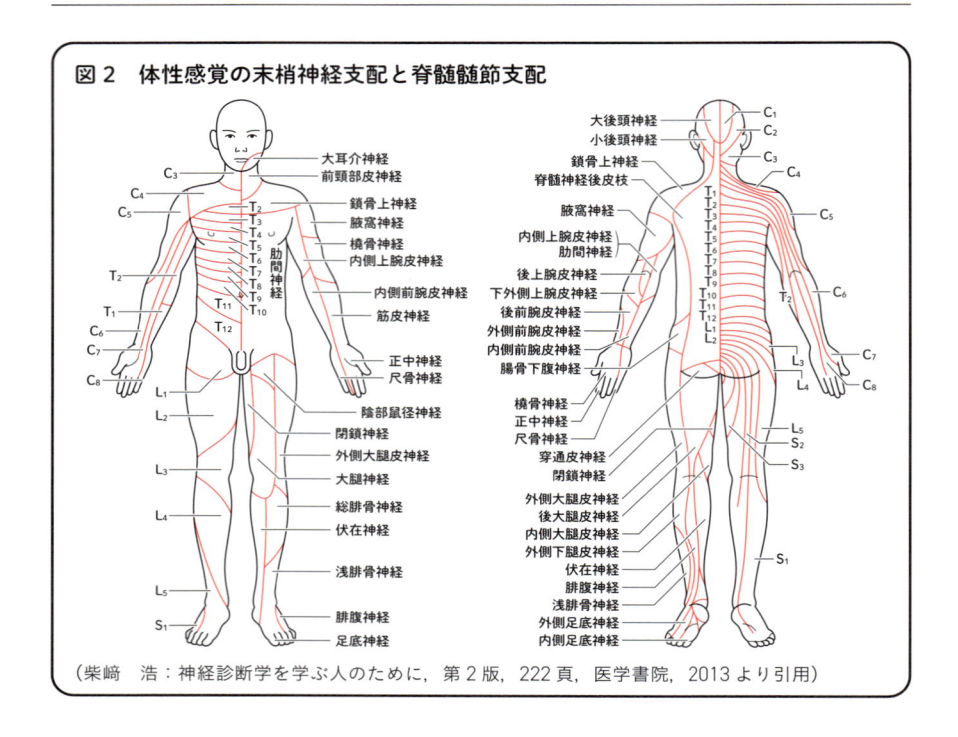

図2　体性感覚の末梢神経支配と脊髄髄節支配

（柴﨑　浩：神経診断学を学ぶ人のために，第2版，222頁，医学書院，2013より引用）

ます．

　顔面を含まない片側上下肢に感覚症候がみられる場合には頸髄病変を，感覚症候のレベルがある場合には，そのレベルに対応した脊髄病変を考慮します．**感覚症候から推定される障害髄節レベルと，脊椎の椎体レベルにはずれが生じるため** (p.42，**COLUMN 4** 参照)，**検査をオーダーする際には注意する必要があります**．感覚症候のレベルと対応する髄節レベルについては，**図2** のような脊髄髄節支配の体図について知っている必要がありますが，すべてを覚えるのはなかなか難しいところです．臍の高さがT10髄節レベルなど，代表的なものを頭に入れておいて，後は適宜，図を参照していきます．とはいえ，**大まかなものが頭に入っていたほうが，病歴聴取で範囲を確認する場合や，神経診察で感覚障害の範囲を確認する場合に手際よく，的確に確認できるように思います**．さらに，感覚症候の範囲が限局している場合には，単一の末梢神経支配で説明可能か，単一の神経根支配で説明可能か，腕神経叢や腰仙部神経叢の障害で説明可能かを検討します．**図2** の体性感覚の末梢神経支配を参照したり，

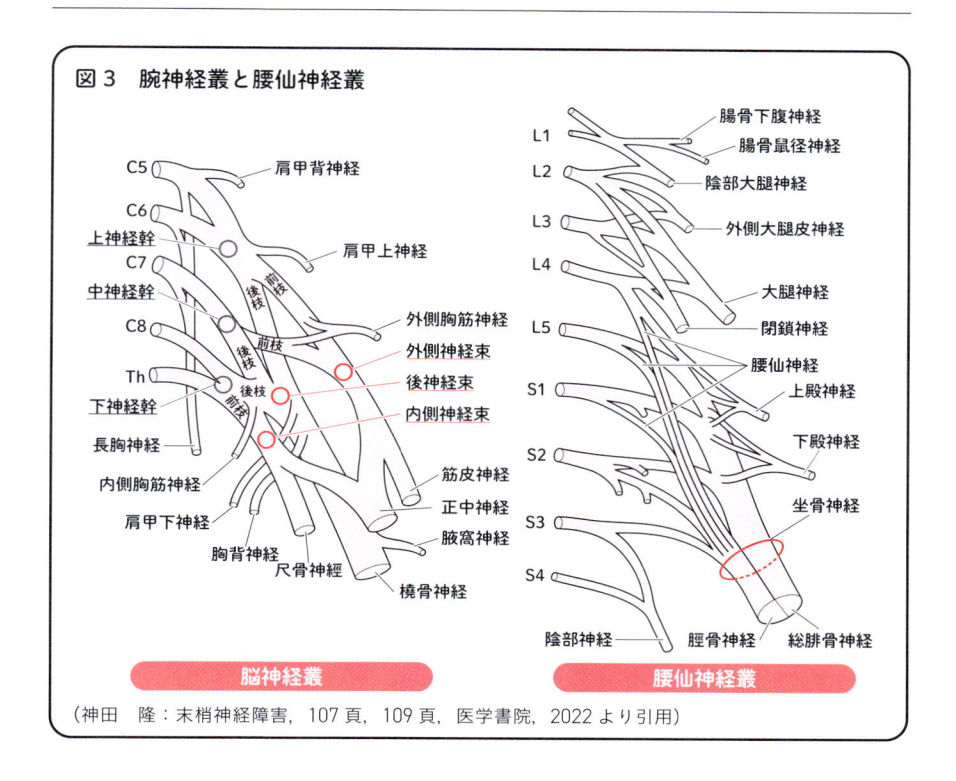

図3 腕神経叢と腰仙神経叢

（神田　隆：末梢神経障害，107頁，109頁，医学書院，2022 より引用）

図3のような腕神経叢や腰仙神経叢の模式図を参照します．ただし，これらの図を用いるときには，個々の末梢神経や脊髄髄節の支配にはオーバーラップがあり，個々人の間でもバリエーションがあることに留意する必要があります．

○系統的な障害の場合：多発ニューロパチーか多発単ニューロパチーか

　局所の病変では説明しづらい，**両側性・全身性の感覚症候のうち，四肢遠位部優位で左右対称性の分布，いわゆる手袋靴下型の障害分布をとる場合は，多発ニューロパチーを考えます**．一般的な多発ニューロパチーでは，長さ依存性（length-dependent）の障害となるため，足先から症候がはじまり，下肢の症候が膝レベルまで進行すると，手先に症候がみられてくるのが典型的です．多発ニューロパチーに関しては，様々な病態で慢性の経過をとることが多く，慢性の経過＝変性疾患という疾患カテゴリーの推測がうまく当てはまらないこともしばしばあります．まずは頻度の高い原因に注意を払い，そこにうまく当て

はまらない場合に，他の神経症候，全身症状などを手掛かりに精査を進めていくのが実際的なように思います．**実臨床において頻度の高い多発ニューロパチーの原因は糖尿病，アルコール多飲やビタミン欠乏，化学療法などの薬剤性**となりますので，病歴聴取の段階で手袋靴下型の症状分布が想定された場合，糖尿病の有無や罹病期間，血糖コントロールの状況を丁寧に確認するとともに，アルコール摂取歴，内服薬，食生活を中心とした生活スタイルについて詳細を確認していきます．胃切除の既往など，ビタミン欠乏の原因となるようなものにも注意していきます．多発ニューロパチー以外に，頸椎症と腰椎症の合併により四肢遠位優位の感覚症候を呈していることもしばしばあります．頸椎症のみでも四肢遠位のしびれを呈しうる（偽多発ニューロパチー型）ことにも注意が必要です[1]．

左右非対称の分布で，障害程度に神経差がある場合，多発単ニューロパチーを考えます．単ニューロパチーが複数に及び，時間差をもって現れてくる病態となり，原因として頻度が高いものは血管炎となります．血管炎では，日ごとに症状が悪化して，みるみる神経症候が重症化することもあるため，多発単ニューロパチーを疑った場合には速やかな対応が必要となります．

筋力低下・自律神経障害の確認

感覚症候がみられた場合，筋力低下を伴っているかどうか確認します．感覚症候のみでは部位診断が難しい場合でも，筋力低下がみられている筋がわかれば，分布やその筋に対する神経支配から部位診断に役立ってくることがあります．実際に筋力低下がどの筋にどの程度みられているかは，神経診察におけるMMTで確認していくことになります．

また，自律神経障害を示唆する症状についても確認していきます．具体的にはまず，排尿障害の症状に注意します．脊髄内で皮質脊髄路のすぐ内側を縦走する中間外側細胞柱が両側性に障害されると，排尿障害が出現します．この場合，頻尿，尿意切迫といった蓄尿症状（過活動膀胱）と尿の出しにくさや尿勢低下，残尿といった排尿症状（低活動膀胱）の両者ともみられる可能性があります．とくに尿閉に至るような排尿困難は，円錐下部の病変でみられやすいとされています．感覚症候にレベルがあり，排尿障害を伴う場合には，より脊髄病変を疑っていきます．自律神経系の障害の1つとして排尿障害がみられている場合もあり，起立性低血圧を示唆するエピソード，具体的には起立後に眼

前暗黒感や失神をきたしていないか，発汗の異常を示唆するエピソードがないか，便秘の有無，男性であれば勃起不全のエピソードがないかなども確認していきます．自律神経系としての障害が併存しているかどうかは，鑑別疾患の絞り込みに役立つことがあります．

COLUMN 10　むずむず腕症候群？！

　まず症例を提示します．20歳代の女性で，中学生の頃から寝る前に右頸部〜右上肢にかけて「虫が這うような」「重だるいような」違和感が出現するようになりました．ストレッチをしていると症状が軽快し，やめるとまた症状が出てくるものの，ストレッチを繰り返すうちに疲れて寝てしまうということでした．その後，右大腿にも軽度ながら同様の症状が出現しています．大学生になって，授業が90分と長くなったことで，日中にも症状を自覚するようになっていますが，症状の程度は夜間のほうが強いということでした．主訴は右上肢の違和感でしたが，Restless legs 症候群（下肢静止不能症候群）と診断し，鉄欠乏の有無をまずチェックしたところ，フェリチンが検出感度未満で，Feが56μg/dLでした．Feは基準値の下限に近い値であり，フェリチンの低下もみられたため，鉄剤補充を行ったところ，症状は徐々に改善，ほぼ消失しました．

　Restless legs 症候群の診断基準は下記4項目をすべて満たすこととされています[i]．

①脚を動かしたいという強い欲求が存在し，また通常その欲求が，不快な下肢の異常感覚に伴って生じる
②静かに横になったり座ったりしている状態で出現，増悪する
③歩いたり下肢を伸ばすなどの運動によって改善する
④日中より夕方・夜間に増強する

　基本的には下肢に症状がみられる疾患ですが，30〜50％程度の患者さんには上肢にも異常感覚を伴うことがあるとされています[ii]．提示した症例のように，上肢の症状が先行し前景に立つ例も報告されており[iii, iv]．その他にも腹部や会陰部のみに症状がみられた症例も報告されています[v, vi]．下肢以外の部位にみられる場合にも，診断基準に記載されている「運動によって改善する」や，「安静時に症状が出現，増悪する」，「日中よりも夕方から夜間にかけて症状が

増強する」という特徴は認めています．下肢にかぎらず，身体のどこかの部位に異常感覚があり，そのために動かしたいという衝動がある場合，これらの特徴を確認し，Restless legs 症候群のスペクトラムに含まれる病態かどうかを検討することが必要と思われます．また，罹病期間が長くなった例などでは，夜間だけでなく，日中にも症状がみられることがありますが，このような場合でも日中よりも夜間のほうが，より症状が強いことが確認できたり，病早期は夜間のみに症状がみられていることが確認できることが多いので，丁寧に病歴をうかがうことが重要と考えます．

文献 i) 日本神経治療学会治療指針作成委員会：標準的神経治療：Restless legs 症候群 (https://www.jsnt.gr.jp/guideline/img/restless.pdf)，95 頁
ii) Allen RP, et al：Restless legs syndrome：diagnostic criteria, special consider-ations, and epidemiology：A report from the restless legs syndrome diagnosis and epidemiology workshop at the National Institutes of Health. Sleep Med 4（2）：101-119, 2003
iii) Freedom T, et al：Arm restlessness as the initial symptom in restless legs syn-drome. Arch Neurol 60（7）：1013-105, 2003
iv) Horvath J, et al：Restless arms. Lancet 371（9611）：530, 2008
v) Pérez-Díaz H, et al：Restless abdomen：A phenotypic variant of restless legs syn-drome. Neurology 77（13）：1283-1286, 2011
vi) 澤村正典ほか：陰部むずむず感で発症したパーキンソン病の 1 例．臨床神経 55（4）：266-268, 2015

D-2：診察のポイント

病歴聴取で感覚症候がみられる部位の分布を確認し，局所の病変で説明可能なのか，系統的な障害なのか，局所の病変だとしたらどの部位の障害なのかを考えていくという話をしました．診察では，病歴聴取で得られた分布について，より詳細に確認していきます（あるいは病歴聴取で得られなかった感覚症候を検出していきます）．

三叉神経の支配領域

顔面の感覚は三叉神経が司っており，三叉神経節（半月神経節）で 3 枝に分かれるということを **4-D-1**（p.182）で述べましたが，末梢性の三叉神経麻痺を疑う場合，3 枝の領域それぞれにおいて感覚障害があるかどうかを確認していきます．**第 3 枝の支配領域に下顎角が含まれないことが 1 つのポイントとなります**（図 4）．下顎角のラインに感覚障害の境界がみられる場合，心因性（機

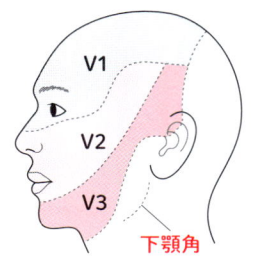

図4　三叉神経の支配領域（第1枝：V1，第2枝：V2，第3枝：V3）

（福武敏夫：神経症状の診かた・考え方，第3版，390頁，医学書院，2023より引用）

能性）の可能性があります．

末梢神経の支配領域

　末梢神経の単神経麻痺で説明できるかどうかを検討する場合や，多発単ニューロパチーを考慮する場合には，感覚症候が末梢神経支配に合致するかどうかが重要となります．ただし，末梢神経の支配にもオーバーラップがあります．そこで，周辺の他の末梢神経には支配されない，それぞれの末梢神経の固有領域を知っておいて，固有領域にしっかり感覚症候があるかどうかを確認することが役に立つことがあります．橈骨神経は第1指と第2指背側の間にある水かき部分，正中神経では主に第2指の掌側，尺骨神経では第5指が固有領域の中心となります（図5）．

神経根障害

　頸椎症性神経根症のような神経根障害を考えるうえでは，各神経根の障害でどのような部位に感覚障害がみられるかを知っておくことも役立ちます．他覚的な感覚障害は，C6で第1指，C7は第3指，C8は第5指に存在することが多いとされています（図6）．**第4指の掌側においては，末梢神経支配でいうと橈側が正中神経支配，尺側が尺骨神経支配と中央部で分かれているのが特徴です（ring finger split）**（図7）．図6のようにC8神経根障害では第4指全体に及ぶのと対照的であり，ring finger splitは尺骨神経障害とC8神経根障害の鑑別や，手根管症候群をはじめとする正中神経障害の診断に有用です．

cervical line

　4-D-1（p.184）で，脊髄髄節支配の体図（図2）を掲載し，脊髄髄節からの神

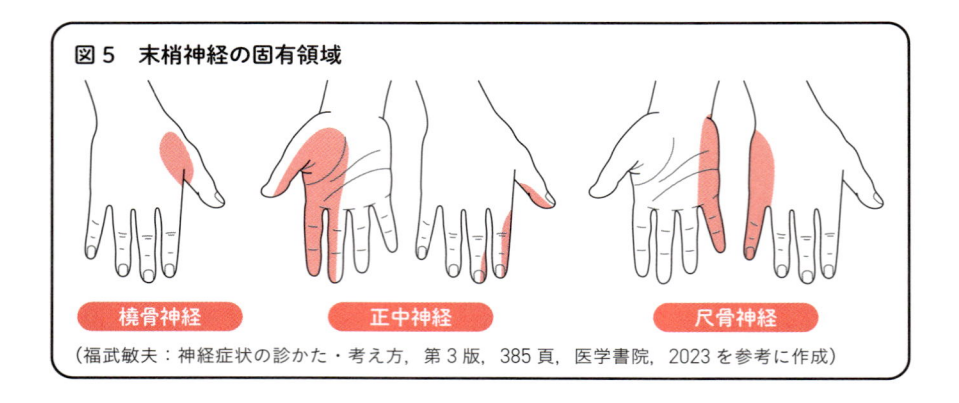

図5　末梢神経の固有領域

橈骨神経　　正中神経　　尺骨神経

（福武敏夫：神経症状の診かた・考え方，第3版，385頁，医学書院，2023を参考に作成）

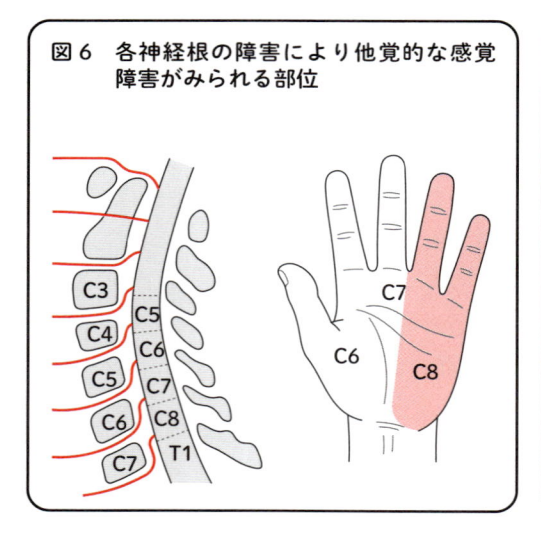

図6　各神経根の障害により他覚的な感覚障害がみられる部位

C3　C4　C5　C6　C7
C5　C6　C7　C8　T1

C7　C6　C8

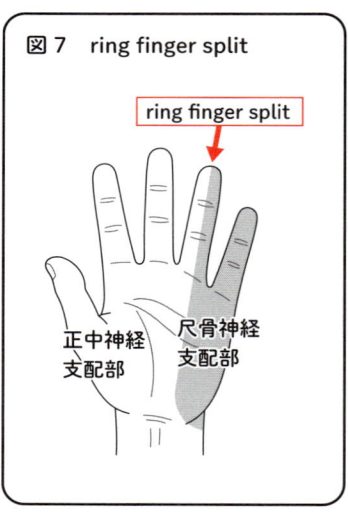

図7　ring finger split

ring finger split

正中神経支配部　　尺骨神経支配部

経支配にはオーバーラップがあることを記しました．一方で，**発生学的理由などによりオーバーラップのない部位（感覚不連続線）が複数存在します．このうち，前胸部にあるC4とT2の間の不連続線をcervical lineと呼びます**（**図8**）．このlineの下方から痛覚刺激を行っていき，このlineを超えた途端に痛みが強く知覚される場合をcervical line陽性と判断する形で評価しますが，陽性だった場合にはC4とT2の間に感覚障害のレベルが存在することを示唆するため重要な所見となります．陽性の場合はさらに，上肢についてより詳細に痛覚刺激に対する反応を確認し，C4とT2の間のうち，どこに感覚障害の

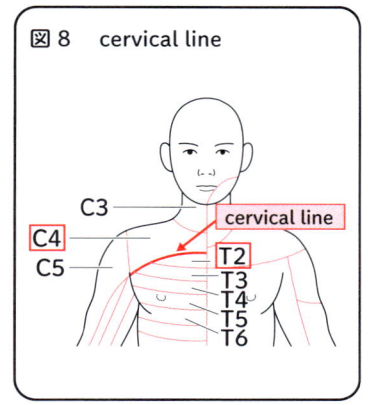

図8　cervical line

C3
C4
C5
cervical line
T2
T3
T4
T5
T6

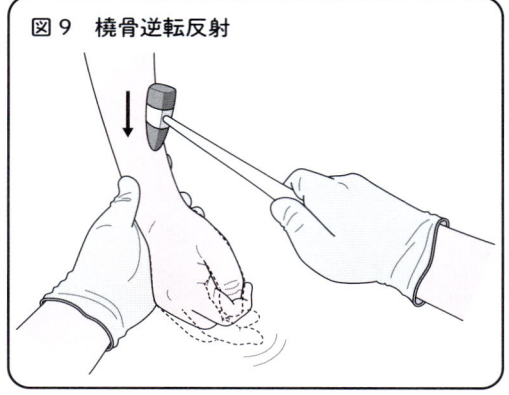

図9　橈骨逆転反射

レベルがあるかを評価します（判然としないこともあります）.

腱反射

　四肢の腱反射として日常的に行われるものに，上腕二頭筋，腕橈骨筋，上腕三頭筋，膝蓋腱，アキレス腱反射があります．**それぞれの脊髄高位は，上腕二頭筋が C5（C6），腕橈骨筋が C6（C5），上腕三頭筋が C7（C8），膝蓋腱が L3，L4（L2），アキレス腱が S1，S2 であり，1–2–3–4–5–6–7 と連続した数字としてとらえると覚えやすくなります**．脊髄高位が C8，T1 にある手指屈曲反射を含めて，1-2-3-4-5-6-7-8-1 と覚えてしまってもよいかもしれません．

　原則として，腱反射の反射弓に含まれる末梢神経，神経根，脊髄髄節に病変がある場合には，腱反射は減弱・消失します．反射弓より上位の脊髄視床路に病変がある場合，脱抑制によって反射は亢進します．**腕橈骨筋反射を誘発するために橈骨端部を叩打した際，腕橈骨筋の収縮がみられずに，手指の屈曲が観察される現象を橈骨逆転反射と呼びます**（図9）．**C5，C6 髄節の障害を示唆する現象で，C5，C6 髄節の障害により腕橈骨筋反射が減弱あるいは消失し，それより下位の C8，T1 髄節の手指屈曲反射が亢進していることを反映しています**．腕橈骨筋の収縮に注意を払いつつ，手指に屈曲運動がみられないか注意を払って観察する必要があります．

D-3 : 症例提示

CASE 1 「突発完成型」×「脳幹〜視床の脊髄視床路」

50歳代女性例です．前日起床時から顔面を含む左半身にびりびりするようなしびれ感が出現しています．改善しないため，発症翌日に受診しています．併存症に糖尿病，脂質異常症，高血圧があります．

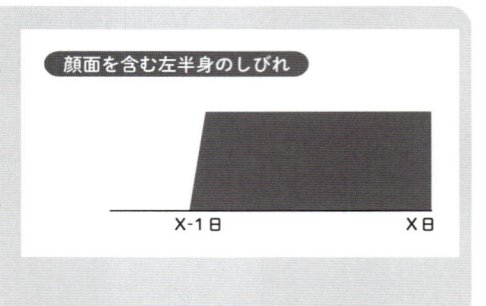

前日の起床時に気づかれ，この時点で症状は完成しているため**突発完成型**ととらえました．疾患カテゴリーとしては，血管性や外傷が疑われます．顔面を含む片側半身のしびれであり，**脳幹から視床に向かう脊髄視床路や視床**［**図1** (p.183) で言うところのdやe]**の局所病変**と考えます．外傷や急な圧迫がみられやすい部位ではありませんので，同部位の脳血管障害をまずは疑うことになります．

神経診察では，左顔面を含む左半身に触覚や温痛覚といった表在覚の鈍麻がみられています（深部感覚に関する記載はありませんでした）．いわゆる上肢Barré試験や下肢Mingazzini試験では，明らかな麻痺の所見はありません．頭部MRIでは拡散強調像で，右橋背側に高信号域を認め（**図10**），同部位の急性期脳梗塞により脊髄視床路の障害がみられているものと考えられました．

・顔面を含む片側半身のしびれでは，脳幹から視床の局所病変が考えられる

図 10　CASE 1 の頭部 MRI

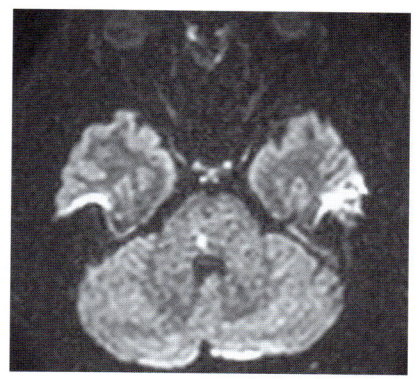

拡散強調像：右橋背側に高信号域を認める.

CASE 2 「突発完成型？」×「三叉神経第 2 枝」

　70 歳代女性例です. 前日の就寝時までは症状がなく, 翌朝起床時に左顔面の一部（左目の下側, 左頬, 左鼻付近）に違和感を自覚しました. 自分自身で触ってみると感覚が鈍い感じがしたということで, 翌日に受診しています.

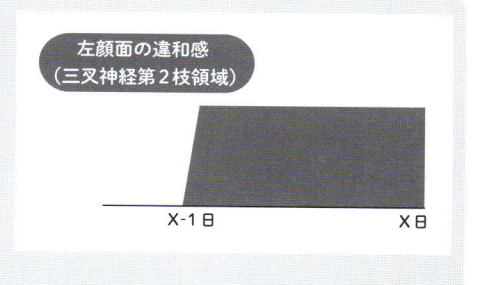

左顔面の違和感
（三叉神経第 2 枝領域）

X-1 日　　　　　　X 日

　CASE 1 と同様, 突発完成型にみえます. ただし, **4-D-1**（p.182）で述べたように, 発症直後に受診したために, 進行の経過が不明瞭で突発完成型にみえるだけという可能性もあります. **症状の範囲は三叉神経第 2 枝領域**と思われ, 脳実質外の 3 枝に分かれた後の病変が推定されます［**図 1**（p.183）で言うところの a］. このため, 突発完成型から推定される疾患カテゴリーのうち, 外傷はもとより, 脳の血管障害による病態も考えにくくなります. **急性や亜急性の経過をとる病態の初期に受診した, という可能性も考慮する**必要がありそうです.

　併存症として高血圧, 糖尿病に加えて乳がんがあり, 脊椎, 肺, 胸部リンパ

> **図 11　CASE 2 の頭部 MRI**
>
>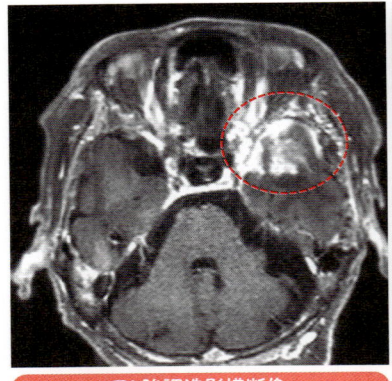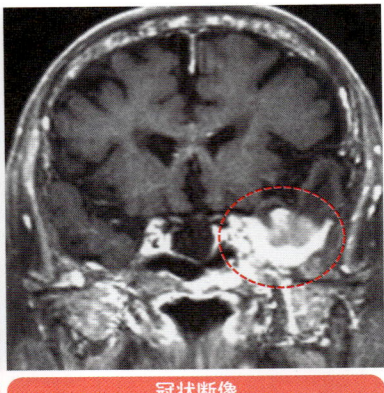
>
> | T1 強調造影横断像 | 冠状断像 |
> | --- | --- |
>
> 左中頭蓋窩に蝶形骨洞大翼から硬膜，さらには脳実質に及ぶような病変を認め，一部造影効果を伴っている．

　節と多部位に転移がみられていることがすでに判明しています．糖尿病でも単神経障害がみられますが，三叉神経第2枝のみの障害は，少なくとも頻度の高いものではありません．まずは，乳がん転移によるものを念頭に置きます．

　神経診察では，左三叉神経第2枝領域に一致して，表在覚鈍麻を認めましたが，その他の脳神経には異常所見はみられませんでした．

　頭部造影 MRI で左中頭蓋窩に，蝶形骨大翼から硬膜，左側頭葉実質に及ぶような乳がん転移に矛盾しない病変を認め（**図11**），乳がん転移病変による左三叉神経第2枝障害と診断しています．高齢者で，圧迫性や糖尿病性で説明しにくい（糖尿病がない，糖尿病性の単神経障害として珍しい部位）単神経障害あるいは複数の単神経障害がみられた場合，悪性リンパ腫のような血液腫瘍の神経浸潤や悪性腫瘍の転移は常に考慮する必要があります．

> ・高齢者で，圧迫性や糖尿病性で説明しにくい単神経障害や複数の単神経障害がみられた場合，血液腫瘍の神経浸潤や悪性腫瘍の転移を考慮する必要がある

CASE 3 「突発完成型」×「脊髄病変」

70歳代男性例です．既往歴として脳梗塞（左不全片麻痺）があり，歩行時に左足を引きずる後遺症があったようですが，近隣に買い物に行くことなどを含めて，日常生活は自立していました．ある日の起床時に，ベッドから起きようとしたところ，両下肢の力が入らず倒れ込んでし

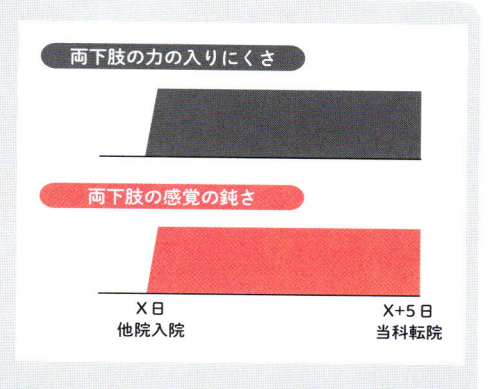

まいました．両下肢を触った感じも鈍いような違和感があり，同日他院に入院しています．発症5日後に当科に転院しました．もともと便秘気味だったそうですが，発症後から排便がなく，膀胱がん術後で，尿管皮膚瘻を造設しているために排尿障害については不明でした．

　症状の経過は突発完成型で，疾患カテゴリーとしては血管性や外傷が推定されます．**感覚障害を伴う対麻痺で，排便障害もみられていることから胸髄病変や，脊髄円錐部〜馬尾病変といった脊髄病変を考えます**．外傷は考えにくい発症状況や病変部位のため，脊髄の血管障害を鑑別としてあげます．

　神経診察では，脳神経に明らかな異常所見はみられず，両下肢の筋力は腸腰筋，大腿四頭筋，大腿屈筋群，前脛骨筋，腓腹筋のMMTが0〜1と低下していました．感覚については手関節や足関節で振動覚の低下はみられず，足趾の位置覚も正常でしたが，痛覚については右側がT6髄節レベル以下，左側がT8髄節レベル以下で鈍麻を認めています．以上から，**脊髄高位としてはT6髄節レベル（椎体レベルとしてはT3〜T4椎体高位），横断像としては両側の脊髄視床路や両側皮質脊髄路を含んで後索をスペアするような腹側（前方）優位の病変が考えられます**（図12）．

　脊椎MRIではT1椎体レベルからT4椎体レベルにかけてT2強調像で脊髄内に高信号域を認めており，病変の一部は拡散強調像で高信号を呈しています（図13）．出血/血腫を示唆する病変ではなく，前脊髄動脈領域の脊髄梗塞に矛

195

図 12　CASE 3 において想定される病変のシェーマ

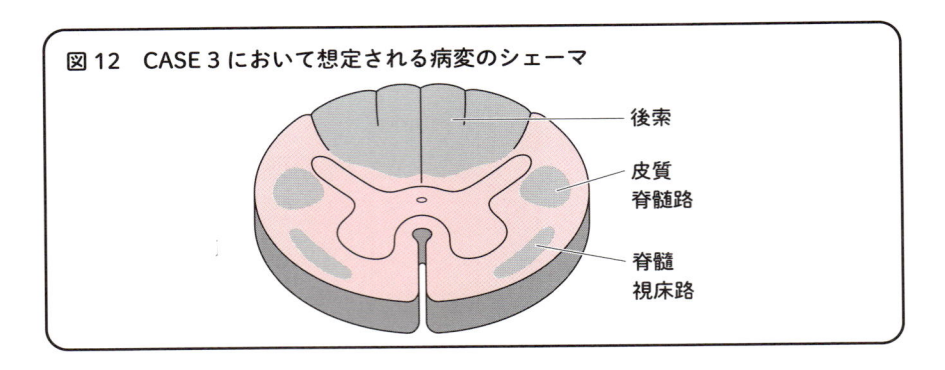

- 後索
- 皮質脊髄路
- 脊髄視床路

図 13　CASE 3 の脊椎 MRI

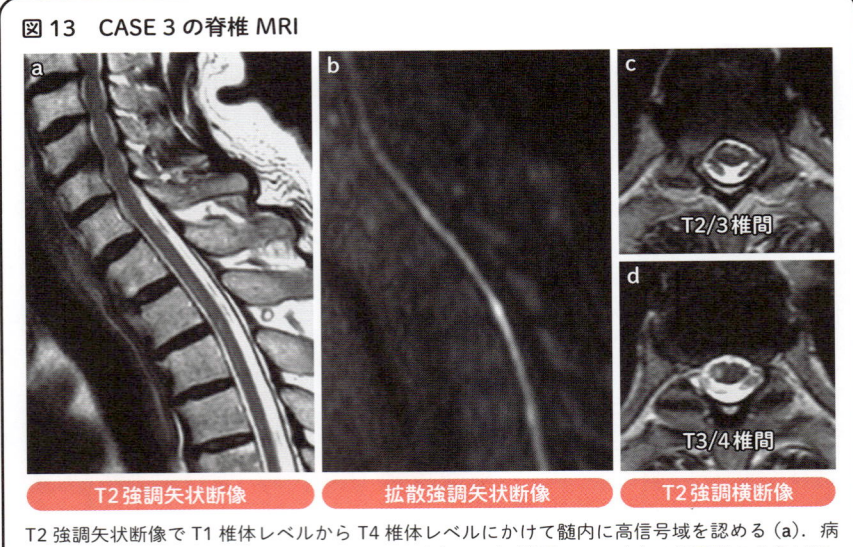

a T2強調矢状断像　b 拡散強調矢状断像　c d T2強調横断像

c T2/3 椎間
d T3/4 椎間

T2 強調矢状断像で T1 椎体レベルから T4 椎体レベルにかけて髄内に高信号域を認める（a）．病変の一部は拡散強調像で高信号を呈している（b）．T2/3 椎間レベル（c）では両側の前角付近，T3/4 椎間レベル（d）では右側索付近に高信号域がみられている．

盾のない画像所見であり，最終的に脊髄梗塞（前脊髄動脈領域）と診断しています．本例ではみられませんでしたが，半数以上の症例で病変高位に一致した頸部や背部の痛みを伴うとされています[2,3]．突発完成型の経過に加えて，この痛みを伴うという点が他の脊髄症との鑑別に役立ちます．

> ・突発完成型の経過で，脊髄の局所病変が想定される場合，脊髄梗塞を含む脊髄の血管障害を考える
> ・脊髄梗塞では，病変高位に一致した頸部や背部の痛みを伴うことがあり，他の脊髄症との鑑別に役立つ

CASE 4 「急性」×「多発単ニューロパチー」

　50歳代男性例です．5年ほど前に喘息を発症し，内服と吸入薬で加療されていましたが，少し前からコントロール不良となりました．13日前より右優位に両足趾に正座した後のようなジンジンとしたしびれ感を自覚しました．しびれ感の範囲は徐々に拡大し，足裏や足背，さらには下腿外側に広がっていきました．また，11日

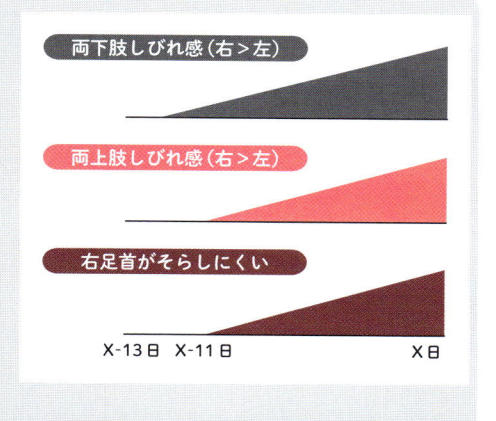

前からは右優位に両手にもしびれ感がみられるようになり，右手足にはびりびりとした痛みも自覚するようになりました．これとほぼ同時期に右足首をそらしにくいことに気づいています．2日前頃からは下腿が少し浮腫むようになったということで，当科を紹介受診しました．

　経過は**急性**で，疾患カテゴリーとしては感染性（細菌性，ウイルス性），自己免疫・炎症性，内分泌・代謝，中毒，精神疾患を考慮します．部位診断としては，病歴のみではしびれに関する神経差ははっきりしないものの，左右差があることと，力の入りにくさについては，右足首をそらしにくいというエピソードのみ（右腓骨神経麻痺？）であることから，**多発単ニューロパチーを第一に想定します**（この時点で，左右の差や神経差に注意して診察することに留意します）．

　神経診察では，上肢の筋力について三角筋，上腕二頭筋，上腕三頭筋，手関

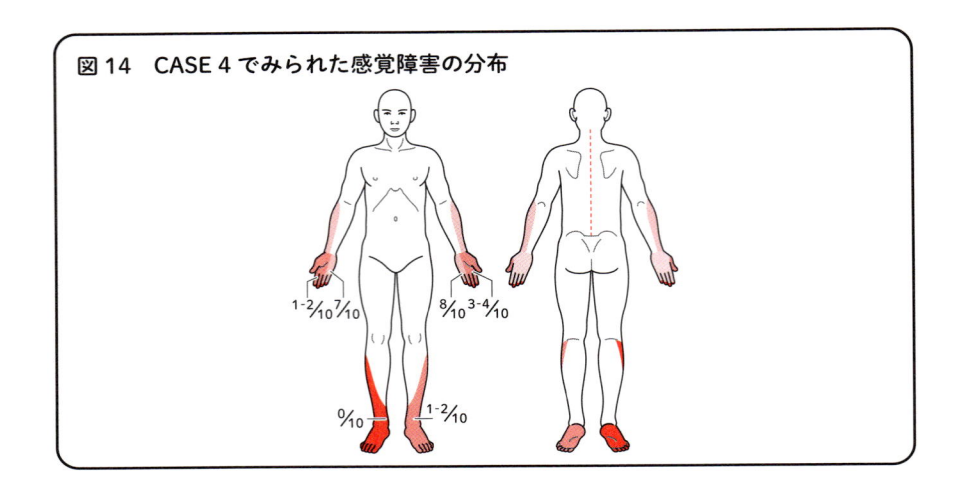

図 14　CASE 4 でみられた感覚障害の分布

節屈曲，手関節伸展はフル（5）でした．手指伸展や小指外転筋もフル（5）ですが，正中神経支配の短母指外転筋が両側で 4＋と軽度低下していました．下肢の筋力については，腸腰筋，大腿四頭筋，大腿屈筋群，腓腹筋がフル（5）でしたが，腓骨神経支配の前脛骨筋が右 1，左 4 と左右差をもって低下していました．両下肢の膝蓋腱反射やアキレス腱反射は消失しており，感覚については図14 のような形でしびれ感と痛覚鈍麻がみられています．運動神経について，上肢では両側正中神経の障害があるものの，尺骨神経支配筋や橈骨神経支配筋は保たれているようです．下肢については右優位に両側の腓骨神経の障害がみられています．感覚神経については，両上肢で正中神経と尺骨神経の障害がありますが，その程度に差があり，正中神経に強く障害があることがわかります．左右差，神経差があることから多発単ニューロパチーと確認できました．末梢血好酸球増多，MPO-ANCA 陽性の所見とあわせて，好酸球性多発血管炎性肉芽腫症と診断しています．

好酸球性多発血管炎性肉芽腫症とは

　好酸球性多発血管炎性肉芽腫症は，著明な好酸球増加，重症喘息，および全身性血管炎を特徴とする疾患です．気管支喘息やアレルギー性鼻炎（好酸球性鼻副鼻腔炎），好酸球増加が先行し，その後で血管炎による症状が発症してくるのが一般的な経過であるため，こうした併存症や血液検査所見のある方にしびれがみられた場合，血管炎に注意して診療にあたる必要があります．

> ・多発単ニューロパチーでは，しびれや筋力低下の分布・程度に左右差，神経差がないかに留意して病歴聴取と神経診察を行う必要がある
> ・気管支喘息，アレルギー性鼻炎，好酸球増加のみられる症例で多発単ニューロパチーを認めた場合，好酸球性多発血管炎性肉芽腫症を考える

CASE 5 「亜急性」×「多発ニューロパチー」

40歳代男性例です．7ヵ月ほど前から右足底のしびれ感（厚い皮1枚かぶったような違和感）が出現し，少し遅れて左足底にも同様のしびれ感が出現しています．6ヵ月ほど前から下肢の遠位部で皮膚の色が濃くなったことと，毛が濃くなったことに気づきました．5ヵ月ほど前から足首をそらしにくい感じが出現し，4ヵ月ほど前から両大腿にも力が

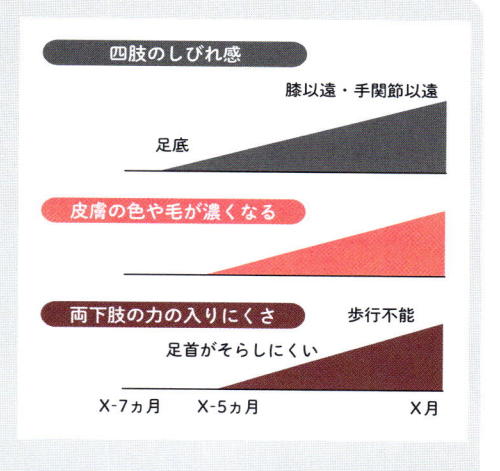

入りにくく，階段がのぼりにくくなりました．しびれ感が両下肢の膝以遠に加えて両上肢の手関節以遠にもみられるようになり，歩行困難となって他院に入院され，その後，当科に転院しています．排尿や排便に関する訴えはありませんでした．

　7ヵ月と長い経過ですが，**すでに歩行困難に至っており，緩徐進行性の慢性経過というよりは亜急性に近い病態ととらえました**．感染性（真菌性，結核性），自己免疫・炎症性，新生物（悪性腫瘍），内分泌・代謝，中毒，精神疾患といった疾患カテゴリーが推測されます．四肢の遠位優位にしびれ感がみられ，下肢遠位優位に筋力低下がみられており，**手袋靴下型の分布から多発ニューロパチーと考えます**．頸髄病変も候補になりますが，排尿や排便に関する訴えがないことから可能性が下がります．

図15 CASE 5の頭部MRI

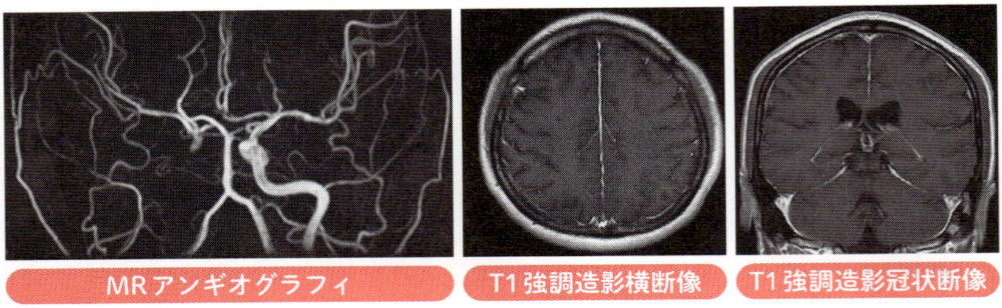

| MRアンギオグラフィ | T1強調造影横断像 | T1強調造影冠状断像 |

右内頸動脈の描出が不良となっている．大脳鎌や頭蓋冠の硬膜に軽度の肥厚がみられる．

診察では，前胸部に血管腫と思われる病変を複数認め，女性化乳房がみられました．四肢遠位部の皮膚には色素沈着があり，多毛も認めています．筋力については，上肢の近位筋はMMTでフル（5）でしたが，遠位筋で4＋程度の軽度筋力低下がみられました．下肢では腸腰筋が4，大腿四頭筋と大腿屈筋群が2，前脛骨筋や腓腹筋が1と低下していました．四肢の深部腱反射は消失しており，四肢の手関節以遠と膝関節以遠にしびれ感を認め，同部位の痛覚鈍麻が遠位優位にみられていました．多発ニューロパチーに矛盾しない所見と考えられました．

神経症状とほぼ同時期より，皮膚の色素沈着や血管腫，多毛といった変化がみられており，女性化乳房も認めることから，こうした症候を呈する全身疾患の一部としての多発ニューロパチーを考慮します．血液検査でM蛋白血症（IgAλ型）と血清VEGF上昇がみられ，躯幹部のCTで胸水貯留や肝脾腫，骨硬化性病変を認めたことから，POEMS症候群と診断しています．頭部MRIでは，右内頸動脈の描出不良と硬膜肥厚を認めています（図15）．

POEMS症候群とは

POEMS症候群は形質細胞の単クローン性の増殖を基盤とし，強力な血管透過性亢進作用や血管新生作用をもつVEGFの過剰産生が多彩な全身症候を惹起する症候群です．多発ニューロパチーは必発症状とされ，約半数の患者で初発症状となる一方で，残り半数の患者では浮腫や胸腹水，皮膚変化，女性化乳房，リンパ節腫大などが初発症候となります[4]．色素沈着や多毛，血管腫といった皮膚の変化や浮腫，女性化乳房は，身体診察で確認できるため，原因と

して頻度の高い，糖尿病，アルコール多飲やビタミン欠乏，化学療法などの薬剤性といったもので説明がつきづらい多発ニューロパチーの患者さんにおいては，とくに注意して観察していく必要があります．本例でもみられたように，動脈硬化性変化とは異なる脳血管症により，脳の主幹動脈に狭窄や閉塞を引き起こし，脳梗塞の原因となることがあるほか[5]，硬膜肥厚がみられることも報告されています[6]．

> ・皮膚変化（色素沈着，多毛，血管腫），浮腫，女性化乳房を伴う多発ニューロパチーでは POEMS 症候群を考慮する
> ・POEMS 症候群では，頭部 MRI で脳の主幹動脈の狭窄や閉塞，硬膜肥厚を認めうる

CASE 6　「亜急性」×「多発ニューロパチー」

60 歳代女性例です．2 ヵ月ほど前から足があがりにくくなり，歩く速度が遅くなりました．1 ヵ月半ほど前から手指や足趾にしびれ感が出現し，1 ヵ月ほど前からペットボトルのふたが開けにくくなっています．

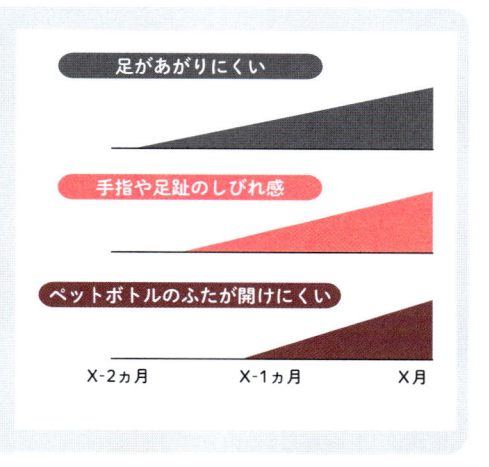

経過は**亜急性**で，感染性（真菌性，結核性），自己免疫・炎症性，新生物（悪性腫瘍），内分泌・代謝，中毒，精神疾患といった疾患カテゴリーが推測されます．四肢のしびれと筋力低下があるため，**部位診断としては頸髄病変あるいは多発ニューロパチーが考えられます**．排尿障害の訴えはなく，どちらかといえば多発ニューロパチーを想定しますが，診察所見で確認していきます．

神経診察では，上肢の遠位筋で MMT が 4 程度とやや低下しており，下肢

> **図16　CASE 6 の MR neurography**
>
>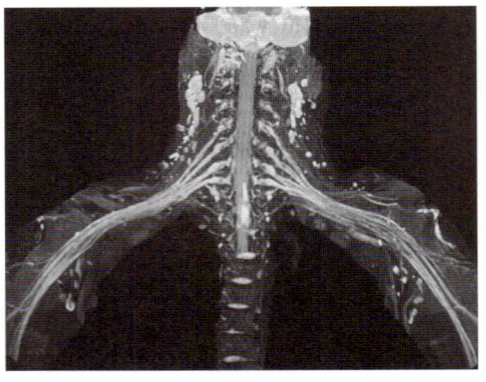
>
> 腕神経叢の MR neurography：左右対称性に軽度の神経肥厚を認める.

の MMT は腸腰筋が4，大腿四頭筋が5，大腿屈筋群が4，前脛骨筋や腓腹筋が4＋と近位筋と遠位筋がほぼ同程度に低下していました. 両手指や足趾にしびれ感がありますが，痛覚鈍麻はなく，振動覚も四肢で保たれていました. 四肢の深部腱反射は上腕二頭筋が正常範囲ですが，それ以外の腕橈骨筋，上腕三頭筋，膝蓋腱，アキレス腱反射が消失していました. 排尿障害がないことと，腱反射消失の所見から，多発ニューロパチーと判断しています. 髄液検査では細胞数は正常範囲で，蛋白が185 mg/dL と上昇しており，蛋白細胞解離の所見でした. 神経伝導検査では脱髄所見が得られ，MR neurography では左右対称性の神経肥厚を認めています（図16）. 以上より，慢性炎症性脱髄性多発根ニューロパチー（CIDP）のうち典型的（typical）CIDP と診断しています.

慢性炎症性脱髄性多発根ニューロパチー（CIDP）とは

CIDP は2ヵ月以上かけて進行する脱髄を主体とした免疫介在性のニューロパチーです. 多様な病態を包括した疾患概念で，現在は典型的 CIDP と CIDP の亜型（CIDP variant）に分けられ，亜型のなかに遠位型，多巣型，限局型，運動型，感覚型 CIDP といった病型が含まれます. 典型的 CIDP は左右対称性で，近位部と遠位部の両者にびまん性に運動感覚障害を呈するのが特徴です. 多発ニューロパチーにおいて，腸腰筋を含む下肢近位筋と下肢遠位筋が同程度に障害されるパターンは，典型的 CIDP やギラン・バレー（Guillain-Barré）

症候群の脱髄型でみられる特徴的な障害パターンです（通常は遠位筋優位に障害されます）.

> - 2ヵ月以上かけて進行する多発ニューロパチーで，検査にて脱髄所見がみられる場合，CIDP を考慮する
> - 腸腰筋を含む下肢近位筋と下肢遠位筋が同程度に障害されるパターンは，多発ニューロパチーのうち典型的 CIDP やギラン・バレー症候群の脱髄型で認められる

CASE 7 「慢性」×「多発ニューロパチー」

70歳代男性例です．3年ほど前から両足（足関節以遠）のしびれが出現し，少し遅れて両手（手関節以遠）のしびれが出現しています．しびれは，感覚が鈍いような違和感ということでした．2ヵ月ほど前からは，両下肢の遠位部に力が入りにくい感じが出現し，下腿の浮腫もみられるようになりました．併存症として

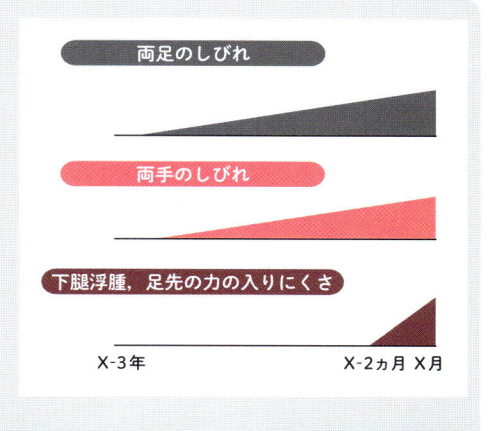

高血圧に加えて糖尿病があり，糖尿病性ニューロパチーも疑われましたが，下肢のしびれが足関節までにとどまるうちに，上肢にもしびれが出現している経過が非典型的ということで，精査目的に紹介となっています．両親や両親の同胞，ご自身の同胞に類症の家族歴はありません．以前から便秘がちということでしたが，排尿障害や起立性低血圧のような自律神経障害を示唆する症状はありませんでした．

経過は慢性で，手袋靴下型の症状分布と排尿障害がないことから，多発ニューロパチーを第一に考えます．神経診察でも，MMT は上肢の近位・遠位ともにフル(5)で，下肢については遠位筋が4程度と軽度低下していました．

両足趾の痛覚鈍麻があり，両足関節で振動覚が低下していました．四肢の深部腱反射については，膝蓋腱反射が減弱，アキレス腱反射が消失しており，全体として多発ニューロパチーに矛盾しない所見が得られています．

　慢性の経過で，多発ニューロパチーという系統的な障害であることから，通常は変性疾患を考えたいところですが，多発ニューロパチーの場合は慢性経過でも，いわゆる変性疾患にかぎらず，様々な原因病態がみられます．**4-D-1** (p.186) で述べた頻度の高い原因のうち，糖尿病以外は否定的でした．神経伝導検査では，長さ依存性の運動感覚軸索障害を認め，糖尿病性ニューロパチーとして矛盾はしないものの，運動神経の障害が比較的強い様子がありました．心エコーでは左室心筋壁肥厚を認めるとともに，心房中隔や弁のびまん性肥厚がみられ，心アミロイドーシスを疑う所見でした．下部消化管内視鏡検査時に回腸，結腸，直腸粘膜生検を行い，病理所見から ATTR アミロイドーシスと診断しています．さらに，遺伝カウンセリングをふまえて *TTR* 遺伝子変異解析を行い，病原性バリアント (V30M) を認め，遺伝性 ATTR アミロイドーシスと判明しています．

遺伝性 ATTR アミロイドーシスとは

　遺伝性 ATTR アミロイドーシスは，以前はポルトガルやスウェーデン，日本 (熊本および長野) の一部地域に患者集積地のある稀な疾患と考えられていましたが，近年は非集積地にもしばしばみられ，多彩な表現型を呈し，家族歴が明らかでない症例も多いことがわかってきています．本例でみられた TTR変異型である V30M 型は，最も頻度の高い変異型ですが，集積地と非集積地症例で，臨床像が大きく異なることが報告されています．具体的には，非集積地症例では集積地症例と比較して 50 歳以上の比較的高齢で発症し，明らかな家族歴を認めないことが多く，初期には自律神経障害が目立たない症例が多いという特徴があります[7,8]．本例は非集積地の特徴によく合致しており，実際にご出身は非集積地でした．このように非集積地の症例は，他の原因の多発ニューロパチーと比べて，際立った特徴に乏しくなり，診断が難しいことがあります．一方で，TTR 四量体安定化剤や TTR 蛋白発現を抑制する核酸医薬など新規の治療法が開発されている疾患であり，できれば早期の適切な診断が重要となります．原因不明の多発ニューロパチー症例や，頻度の高い多発ニューロパチーの原因が疑われるものの非典型的な症例では，家族歴や自律神経症状

の存在に加えて，心肥大や不整脈，手根管症候群，眼症状などにも注意を払いながら，積極的に疑って鑑別を行う必要があると考えられます．

- V30M 型の遺伝性 ATTR アミロイドーシスの非集積地症例では，50 歳以上の比較的高齢で発症し，明らかな家族歴を認めないことが多く，初期には自律神経障害が目立たない症例が多いという特徴がある
- 遺伝性 ATTR アミロイドーシスには新規治療法が開発されており，原因不明の多発ニューロパチー患者では，家族歴，自律神経症状，心肥大や不整脈，手根管症候群，眼症状に注意を払い，遺伝性 ATTR アミロイドーシスを積極的に疑って鑑別を進める必要がある

文献

1) 平山惠造ほか：変形性頸椎症の神経障害と臨床病型 108 例の分布．神経研究の進歩 **37**：213-225，1993
2) Vargas MI, et al：Spinal cord ischemia：practical imaging tips, pearls, and pitfalls. AJNR Am J Neuroradiol **36** (5)：825-830, 2015
3) Thomas G, et al：Spontaneous spinal cord infarction：a practical approach. Pract Neurol **22** (6)：497-502, 2022
4) Nasu S, et al：Different neurological and physiological profiles in POEMS syndrome and chronic inflammatory demyelinating polyneuropathy. J Neurol Neurosurg Psychiatry **83** (5)：476-479, 2012
5) Sugiyama A, et al：Cerebral large artery stenosis and occlusion in POEMS syndrome. BMC Neurol **21** (1)：239, 2021
6) Briani C, et al：Pachymeningeal involvement in POEMS syndrome：MRI and histopathological study. J Neurol Neurosurg Psychiatry **83** (1)：33-37, 2012
7) Koike H, et al：Natural history of transthyretin Val30Met familial amyloid polyneuropathy：analysis of late-onset cases from non-endemic areas. J Neurol Neurosurg Psychiatry **83** (2)：152-158, 2012
8) Yamashita T, et al：Genetic and clinical characteristics of hereditary transthyretin amyloidosis in endemic and non-endemic areas：experience from a single-referral center in Japan. J Neurol **265** (1)：134-140, 2018

COLUMN 11　　MR neurography とは

　MRI 装置のハード面での進歩や，パルスシーケンスの技術向上により，MRI による末梢神経評価が臨床応用されるようになってきています．MRI を用いて造影剤を使用せずに，非侵襲的かつ（ある程度）選択的に末梢神経を描出する方法を MR neurography と呼んでいます．神経を選択的に描出し，拍動や呼吸によるアーチファクトを抑えた画像を生み出すために様々な撮像手法が用いられますが，主に拡散強調像を利用して神経そのものを強調する手法や，末梢神経周囲に存在する脂肪や脈管の信号を抑制することで神経を描出する手法があります．それぞれの撮像法で，あるいは患者さんの年齢や性別によって，どこまでの太さや信号であれば正常なのかという絶対的な基準がないため，現状では主に肥厚の有無やその分布のパターンを定性的に評価する形で用いられることが多いと思います．**4-D-3** の **CASE 6**（p.201）でとりあげた典型的 CIDP 以外に，シャルコー・マリー・トゥース（Charcot-Marie-Tooth）病や抗 MAG 活性をもつ IgM 単クローン血症を伴うニューロパチーなどの脱髄性ニューロパチーにおいて，両側対称性の神経肥厚がみられます．自己免疫性ノドパチーの 1 つである NF（neurofascin）155 抗体陽性例（図 A）では，神経肥厚が目立つ例が多いことも報告されています[i]．CIDP のバリアントのうち多巣型（multifocal CIDP）では，典型的 CIDP と異なり，左右非対称で多巣

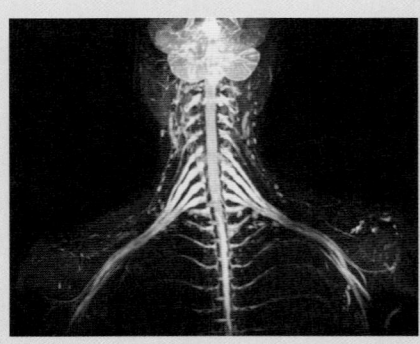
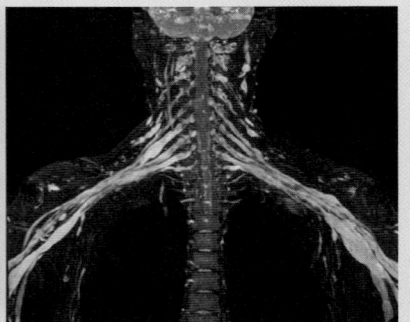

図A　NF（neurofascin）155 抗体陽性の自己免疫性ノドパチー例の MR neurography（腕神経叢）
左右対称性の神経肥厚を認める．

図B　多巣型 CIDP 例の MR neurography（腕神経叢）
左右非対称で多巣性・紡錘状の神経肥厚を認める．

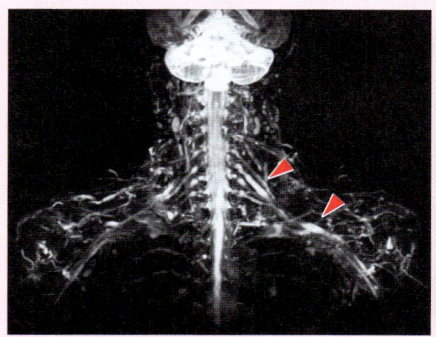 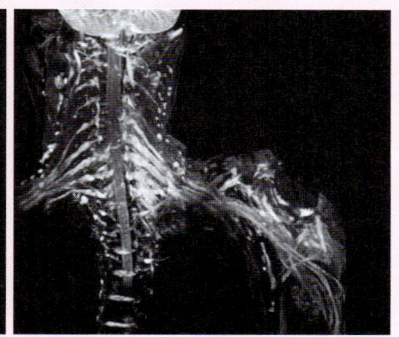

図C 多巣性運動ニューロパチー例のMR neurography（腕神経叢）
左右非対称で局所的な神経肥厚を認める（矢頭）.

図D びまん性大細胞型B細胞リンパ腫例のMR neurography（腕神経叢）
左の腕神経叢に局所から神経に沿って進展するような肥厚性変化を認める.

性・紡錘状の神経肥厚を呈します（**図B**）[ii]. 多巣性運動ニューロパチーにおいても, 左右非対称の局所的な神経肥厚がみられることがあります（**図C**）. その他, 悪性腫瘍の転移や神経浸潤も, 局所から神経に沿って進展するような肥厚性病変として描出できることがあります（**図D**）.

文献 ⅰ）Ogata H, et al：Characterization of IgG4 anti-neurofascin 155 antibody-positive polyneuropathy. Ann Clin Transl Neurol **2**（10）：960-971, 2015
ⅱ）Shibuya K, et al：Reconstruction magnetic resonance neurography in chronic inflammatory demyelinating polyneuropathy. Ann Neurol **77**（2）：333-337, 2015

5

まとめ

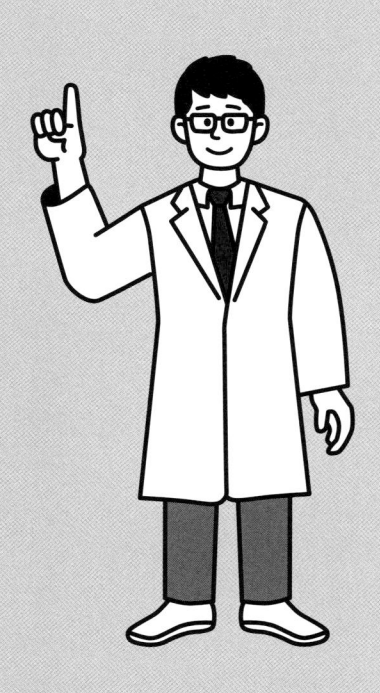

まとめ

　ここまで，病歴聴取と神経診察により，病因診断（疾患カテゴリーの推測）と部位診断（障害されている部位や系統の推定）を行い，これらを組み合わせることで臨床診断に至る脳神経内科の古典的診断推論について，まずお話ししました (p.1-4)．さらに十分な病歴聴取は病因診断と部位診断の両者を可能にするために重要であること，神経診察と"行きつ戻りつ"しながら正確な部位診断に至ることなどをお話ししてきました (p.5-53)．また，病歴聴取と神経診察のみでは得られにくい＋αの情報を得ることで，より早期の正確な診断を可能とするために，どのようにして画像検査を役立てたらよいかということも解説しました (p.55-104)．

　各論 (p.105-207) では，様々な主訴をもとに，病歴聴取や診察のポイントを示し，実際にどのような考え方で診断していくかという過程を代表的な症例をもとに，画像検査とともに提示しました．実際の臨床現場では，提示症例のようにすっきりと診断に至らないこともしばしばあるかもしれません．頻度の高い疾患でも，非典型的な経過や症候を呈することがあり，疾患カテゴリーの推測と部位診断を組み合わせても，うまくたどり着けないことがあるかもしれません．頻度の低い疾患では，典型的な経過や症候を呈したとしても，そもそもなかなか想起されずに鑑別にあがりづらいこともあると思います．

なぜ古典的診断推論法が重要か

　実際のところ，自分自身も日々の外来のなかで，病歴聴取や神経診察をもとにした診立てが間違っていたということをしばしば経験します．それでもやはり，この古典的な診断推論法が重要だと思うのは，この**診断推論法を用いると，診断の大筋を間違えない**というところにあると思います．他院から紹介してもらう症例や，カンファレンスで提示される症例をみていると，**疾患カテゴリーの推測や部位診断を行っていないために，検査前にどのような疾患がどの程度疑われるのかという検査前確率が把握されておらず，そのために個々の検査結果に振り回されて，診断に難渋している症例が目につきます．**

　たとえば，教科書的に言えば多系統萎縮症の診断に，MIBG 心筋シンチグラフィは有用です．具体的には，「パーキンソニズム優位の多系統萎縮症とパー

キンソン病の鑑別において，パーキンソン病では集積低下がみられやすいのに対して，多系統萎縮症では集積低下がみられにくいので，両者の鑑別に有用」ということになります．ただし，MIBG 心筋シンチグラフィを小脳性運動失調優位の多系統萎縮症が疑われる患者さんで行った場合はどうでしょうか．小脳性運動失調優位の多系統萎縮症が疑われる患者さんということは，慢性の経過で，部位診断としては小脳系の障害がある方になりますので，鑑別にあがるのは遺伝性脊髄小脳失調症のような小脳系の障害をきたす変性疾患になります．多系統萎縮症でも，遺伝性脊髄小脳失調症のような小脳系の障害をきたす変性疾患でも，MIBG 心筋シンチグラフィでは集積低下がみられにくくなります．そのため，両者の鑑別に基本的には役立ちにくいです．仮に MIBG 心筋シンチグラフィを行って，集積低下がみられた場合にも，この患者さんがパーキンソン病ということにはなりません．なぜなら，小脳系の障害が前景に立った時点でその症状の原因がパーキンソン病という事前確率がほぼ 0％だからです．むしろ，心疾患や偶発的にレヴィ小体病が併存したなど，MIBG 心筋シンチグラフィで集積低下をきたす原因となる他の可能性を考慮することになります．疾患カテゴリーと部位診断をもとに考えると当たり前のようなことですが，こうしたことを考えずに，教科書的な知識のみをもとに検査を行うと，検査が役に立たなかったり，検査結果の解釈を誤ってしまうことがあります．

経過表を役立てる

　症例提示においては，主要な症状の経過がわかりやすくなるように，**CASE** ごとに経過表を示しました．このような経過表は，実際に千葉大学の脳神経内科医局でもプレゼンテーションの際に用いており，症状の内容をみると部位診断が可能となり，症状の推移をみると疾患カテゴリーが推測できるのがポイントです．逆に言えば，この経過表が適切に記載できるように病歴聴取することで，正しい経過の把握から疾患カテゴリーが推測でき，適切な部位診断が可能となります．とくにプレゼンテーションで提示する機会がない場合も，このような経過表を頭に浮かべられるように病歴聴取するよう心掛けると，診断の上達に役立つのではないかと思います．

治療の評価指標（メルクマール）を決める

　最後に，本書では主に診断についてお話ししました．診断の次は（あるいは診断と並行して），治療をしていくわけですが，その際に治療の評価指標（メ

ルクマール）を決めるというのがとても重要と思います．とくに入院病棟で治療するような場合，3種類程度のメルクマールがあるとよいと考えています．具体的には，

①日々の回診で簡単にチェックできるようなもの
②毎日は大変だけど，自分が診察や評価スケールを用いれば評価できるもの
③画像検査，電気生理検査など検査を行う方に依頼する必要があるもの

となります．できれば数字にできるような客観的な指標が望ましいでしょう．

　①について具体的には，筋炎の患者さんの治療において，治療前は手を使わずには立ち上がれなかった病室の椅子から立ち上がれるかどうかです．患者さんが自分自身でチェックできる内容でもあり，これができるようになると治療効果の実感が得やすく，患者さんの治療意欲やリハビリへの意欲が増したりすることもあるかもしれません．

　②は，MMT の合計スコアや，小脳性運動失調を評価する SARA のような評価スケールです．国際的にも使用されているようなものを用いることで，後で症例報告するような場合でも，治療効果があったかどうかを客観的な数字としてはっきり示すことができます．

　③については，評価者の主観が入らずに客観的な評価ができるという良さがありますが，自分のみで行うものではないため，好きなタイミングで急に評価するというのは難しく，ある程度予定を立てて評価する必要があります．

　こうしたメルクマールが曖昧なままに，あるいは事前の評価なしに治療開始すると，治療効果判定が難しく，同じ治療を続けるべきなのか，治療法を変えるべきなのかの判断を難しくすることがあります．また，ステロイド療法のように，診断を兼ねた治療として行われるものもあり，やはり治療効果があったのかどうかは重要なポイントとなってきます．

あとがき

現在の千葉大学脳神経内科教授である桑原聡教授が就任されたのは，自分が初期研修医2年目で脳神経内科への入局を決めて，ちょうど脳神経内科をローテートしているときでした．そのため，自分が脳神経内科医となってからは，ずっと一貫して桑原教授のご指導を受けたことになります（関連病院研修中は直接指導を受けるわけではないですが）．というわけで，もし本書の内容に，少しでも見るべきところがあるとしたら，それは基本的に桑原教授のご指導の賜物ということになります．本書の執筆依頼を受けて相談させていただいた際にも，「いいんじゃない」とさらりとした励まし（？）のお言葉をいただきました．まもなく退官となられますが，そのタイミングで自分が大学に在籍し，最後まで指導を受けられることをとても嬉しく思っています．

大学院で指導教官をしていただいた千葉大学脳神経内科の伊藤彰一先生（現千葉大学大学院医学研究院医学教育学教授），国内留学として受け入れていただき，様々な発表機会や研究テーマを与えてくださった国立精神・神経医療研究センター 放射線診療部の佐藤典子先生にも，大感謝を申し上げます．その他にも，国内留学中には国立精神・神経医療研究センター 放射線診療部の先生方や，東京都立神経病院 放射線科の先生方にも大変お世話になりました．とくに，東京都立神経病院の柳下章先生には，細かな読影指導を受けるわけではなかったのですが，自分の書いた一次読影レポートを直していただく機会を通じて，あるいはコロナ禍前だったため一緒にお昼を食べる機会を通じて，たくさんのことを勉強させていただきました．正直に言って最初のうちは，緊張してご飯の味がわからなくなるので，お昼をご一緒するのは困ったなと思っていたのですが，慣れてきて読影・診断に関するお話を直接うかがうことができ，かけがえのない時間になりました．

毎週画像カンファレンスでご一緒させていただき，臨床診断，研究など様々な場面で助けていただいている，千葉大学放射線科の横田元先生，向井宏樹先生，羽柴淳先生にも感謝を申し上げるとともに，千葉大学脳神経内科医局の，これまでご指導いただいた先輩の先生方，いつも刺激をくれる同期，後輩の先生方にも感謝申し上げます．とくに一部の図表作成にアドバイスいただいた医局の半田秀雄先生，安田真人先生，症例のご紹介をいただいた森雅裕先生に御

礼申し上げます.

　感謝できりがなくなってきましたが，執筆の機会をくださった南江堂編集部の皆様も，ありがとうございました．最後に，いつも仕事，家事，育児に奮闘し，「今日は 3 頁進んだ」などという意味のない自慢にも励ましの声をかけてくれ，家事や育児に割くべき時間を執筆にあてることを許してくれた妻にも感謝を申し上げます．

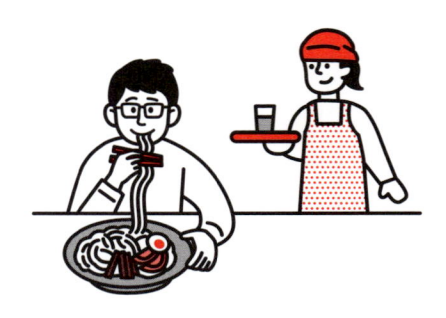

索　引

著者略歴

杉山淳比古
すぎやまあつひこ

千葉大学大学院医学研究院 脳神経内科学 診療講師

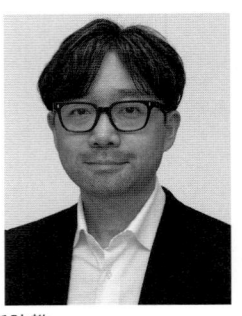

1982 年	生まれ
2007 年	千葉大学医学部卒業
2009 年	千葉大学神経内科に入局，以後関連病院で勤務
2012 年	千葉大学大学院医学薬学府 博士課程（神経内科学）入学
2015 年	千葉大学大学院医学薬学府 博士課程（神経内科学）卒業
2016 年	国立精神・神経医療研究センター 放射線診療部に国内留学
2017 年	千葉大学医学部附属病院 総合医療教育研修センター 特任助教
2019 年	千葉大学大学院医学研究院 脳神経内科学 助教
2021 年	千葉大学大学院医学研究院 脳神経内科学 診療講師
現在に至る	

・資格：日本内科学会認定医・総合内科専門医・指導医，日本神経学会専門医・指導医，日本神経放射線学会・代議員，臨床遺伝専門医

脳神経内科はじめました─問診力×神経診察×画像診断で95%以上診断できる！！

2025 年 4 月 20 日　発行

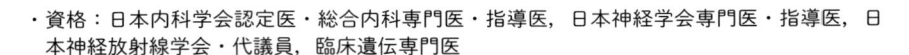

著　者　杉山淳比古
発行者　小立健太
発行所　株式会社 南 江 堂
☎113-8410　東京都文京区本郷三丁目42番6号
☎（出版）03-3811-7198　（営業）03-3811-7239
ホームページ https://www.nankodo.co.jp/

印刷・製本　真興社
装丁　HON DESIGN
イラスト　平松慶

I've Started Neurology: Diagnosing 95% with History Taking, Exams, and Imaging !
©Nankodo Co., Ltd., 2025